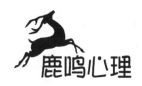

鹿鸣心理

鹿鸣心理

躲进房间的孩子

一个家庭治疗师的诊疗笔记

葛毅 著

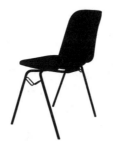

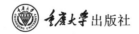
重庆大学出版社

推荐序

心理健康是影响经济社会发展的重大公共卫生问题和社会问题,心理健康工作已经纳入我国政府的发展纲要。社会进步,前提是家庭稳定幸福,因为家庭是社会的细胞。而家庭幸福,往往和孩子身心健康成长密切相关。作为安徽省芜湖市第四人民医院的医务人员和医院管理者,我深刻领悟到家庭与孩子健康成长的密切联系。

芜湖市第四人民医院是三甲精神专科医院,有近2000位住院患者,其中有两个儿童青少年开放病房,病房里这些罹患心理疾病的孩子和他们的家长饱受痛苦的折磨;同时,作为医务工作者,我们也看到了一幕幕亲子之间的心理剧。

这些心理剧看上去有时是话剧,有时是悲剧,有时是闹剧。可是,如果你用家庭系统的角度去观察,就会发现不一样的故事。这些故事常常有个特点:消失的父亲、焦虑的母亲和失控的孩子。

当然,也不是所有患心理疾病的孩子都有一个消失的父亲和一个焦虑的母亲,可是孩子的心理状态确实与父母的心理状态密切相关,也和父母的婚姻质量、家庭的互动模式有很大关联。具体关联是什么,恰恰是本书将要为你解答的。

作为一个医院管理者,我为我们医院有一个专业的心理学团队而骄傲,除了医护人员,我们还有十位优秀的全职心理治疗师和十几位兼职心理治疗师,他们共同为社会心理健康工作付出了大量心血和爱心。

本书作者葛老师是我们医院心理治疗师团队中的优秀成员,她执着追求专业进步,醉心于临床工作,难能可贵的是善于用文字表达临床所思所感。感谢她的勤奋和才思,于是有了我们面前的这本书。

本书的特点是通俗易懂,通过一个个临床小故事,帮助大家从家庭治疗师的视角,去解读失控的孩子背后的家庭故事。我们将看到孩子的心理症状是如何与家庭关系一脉相连的,孩子的情绪是如何与父母的情绪、行为莫名捆绑的。

我相信如果你熟读本书,你将会对无法无天的"熊孩子"有不一样的理解。至少可以理解"熊孩子"其实很多时候是不良家庭互动模式的"受害者",而不是无法无天的小魔怪,而且他们往往是最忠心于家庭的孩子。

好女人好三代,而好女人背后一定有个好男人,为了孩子,我们需要首先做一个好女人、好男人,更重要的是做一对好父母。有这样的感悟,是因为我不仅是医务人员和医院管理者,而且也是一位母亲、一个妻子。希望你能够从这些临床心理治疗中精心挑选出来的家庭故事里获益,一起做好父母。

沈槭华,芜湖市第四人民医院党委书记,硕士研究生导师

Contents
目 录

1 多动与不动

见完最后一个来访，我终于可以歇口气，准备过周末了。这时偏偏微信里的朋友说有事情要咨询我，我真不想动脑筋，可是对方是个急性子，都在微信上用榔头敲我脑袋了。

没办法，我只好接听电话。

原来，这是个不能上学的高三学生。来电的朋友介绍了对方的家庭情况：爸爸在外地工作，压力大；妈妈独自带孩子，夫妻俩聚少离多。

朋友问是不是这个孩子的问题与家庭环境有关，比如妈妈性格要强，对孩子要求过高，等等。

他说的也许不无道理，可是家庭环境的原因哪有那么简单就能够确定？

无独有偶，最近一连见的几个家庭，都是父母因工作分居多年，现在孩子不能上学，出现各种各样的心理问题。来做家庭治疗的时候，这些父母都很有趣，通常妈妈急得团团转，而爸爸慢条斯理，一开口都是说妻子教育方式的问题。

问题是：如果妈妈能够接受爸爸的教育观点，双方合作，岂不是万事大吉，何苦还要到医院来呢？

我只好对这些爸爸说："你说想解决孩子的问题，可是听起来你更希望我修理你老婆。"

这话对于爸爸们是正中下怀，而妈妈们委屈得声泪俱下，长期在外的爸爸，偏偏一回家就当领导，指手画脚，到处挑毛病，让人怎么能够接受呢？

长期在外的爸爸也很委屈：外出辛苦多年，本以为能够让经济宽裕，孩子健康成长，却没想到老婆把孩子带成这样子，叫我怎么办？再说了，我不在家，哪里知道他们两个在家闹出了什么？

可是，家庭治疗往往独辟蹊径，不仅关注家里的母子是如何互动的，而且还要看远在外地的爸爸，是如何跟家庭保持联系，他的一举一动是怎样影响家里的母子的。孩子的症状看上去受妈妈的影响最多，其实妈妈的情绪更多受到爸爸的影响，夫妻和睦与否，才是决定孩子心理健康的关键因素。

夫妻为了孩子的问题发愁，其实这背后总有针对配偶的埋怨，聪明的孩子哪里听不出话音。夫妻间的针锋相对、冷言暗讽，每一句孩子都听在耳里，扎在心里。

恰恰是父母的互动方式，不仅没能管理孩子，反而维持了孩子的症状。最糟糕的情况就是，父母各执一词，无法联手，力量互相抵消，孩子变成无法无天的小霸王！

有个爸爸就很委屈："我不是不管儿子，而是她一手遮天，我没法插手！"

妈妈连忙反驳，怒火冲天。有意思的是，儿子不停地在旁边插嘴，替妈妈补充细节，反驳爸爸，既像妈妈的小律师，又像妈妈的小帮凶。

儿子上蹿下跳，忙得热火朝天，而妈妈一边和颜悦色地跟儿子对话，享受儿子的援助，一边怒目金刚地指责丈夫，我突然明白为什么学校老师说这孩子有多动症，一定要家长带来做心理治疗。

孩子越多动，越说明孩子背后有个动也不动的家庭成员，比如这个家里的爸爸。孩子的多动不仅弥补了那个不愿意动的家庭成员，也转移了妈妈的焦虑,替代了爸爸去安慰和支持妈妈。

而这个家庭的母子俩配合得天衣无缝,爸爸实在难以插足,索性望而退步,不但再也不动,甚至再也不愿回家。

难怪这个妈妈抱怨地哭诉:"你每年只有过年的时候回来几天,平时连电话都不打给我们,儿子的事情你也从不过问。"

而爸爸无动于衷,好像事不关己,像个木头人一样。在重要的关头,又是儿子挺身而出,看到妈妈哭了,二话不说,跳出座位,迅速为妈妈抽出纸巾,递给妈妈。有落泪的妈妈,就有递纸巾的孩子;有拼命逃的丈夫,就一定有个拼命追的老婆。妈妈连连点头:"是的,是的,我们就是一追一逃!"

拼命追的老婆,看上去总是凶神恶煞、满腹牢骚,男人吓都吓死了,哪里还敢久战? 可是,丈夫越是不理老婆,老婆就追得越凶,越生气! 在出现问题的家庭关系里,哪个是因,哪个是果,实在不好说!

打破这种恶性循环,就要让他们理解因也不是因,果也不是果,放下因果对错,至少学会不要互相指责,家庭成员才好一起坐下来慢慢反思自己的家庭模式。

好在这个家庭非常有能量,多动的孩子在我的要求下,竟然做到了安静地坐着不插话,而爸爸也能够加入到我们的谈话中。当我邀请他们全家下周继续来访的时候,妈妈忍不住抱怨起来:"孩子爸爸周一就要回去上班!"

可是木头人爸爸回答道:"我可以晚几天再去。"

那个妈妈马上哑口无声。

我赶紧对妈妈说:"你看,我不知道你是不是戴了一副有色眼镜,你通常很容易看到你老公不配合你的地方,可是刚刚你的老公没有逃,而你却没有回应,如果我是你,我就会赶快谢谢他!"

有色眼镜,也许就常常让这个家庭陷入莫名其妙的循环怪圈,希望下次再见这个家庭时,我们一起讨论"他们的眼镜"的颜色!

2　拒学小小孩

初见这家人,我吓了一跳,满屋子都是乌泱乌泱的人。

因为这个不要去学前班的小宝贝,全家总动员,不仅爷爷奶奶、爸爸妈妈,连姑姑都出动了。

临时的变故,让我赶紧把治疗地点换到会议室。不然,原计划的治疗室哪里装得下这么多人。

我一边暗自庆幸,一边跟他们打招呼。

我很快就弄清楚了,这是个三代六口同居的大家庭,安排家庭治疗的医生说要求全家人来,他们就一个不落的都来了。

这么多人全体出动,其实不太容易,得有多大的动力才能够让人员这么统一啊!

做家庭治疗,需要对家庭及其成员好奇。

面对这个三世同堂的家庭,我首先考虑他们的来访动力。

其次考虑的是家庭规则,他们的家庭内部是否有一个潜移默化的规则,就是成员之间需要互相支持和保护呢?

如果有的话,他们之间互相配合得好吗? 过得怎么样呢?

当然,来访家庭不会轻易呈现他们家的结构模式,他们带来的常常是困惑和混乱,需要家庭治疗师根据现场发生的事情和对话,进行探索。

好在,心理治疗常常开始于治疗师和来访者的首次会面之前。

从家庭为何决定来访、谁决定来、谁不要来、怎么商量,一直到这个家庭走进治疗室:

怎么走进来? 怎么安排座位? 谁跟谁坐在一起? 谁不要跟谁坐得近,甚至坐姿、谁先讲话、谁听、谁不听等,都显示了这个家庭的互动模式。

尤其要关注无意识的非言语信息,这些信息往往比他们的诉说更直观和丰富,治疗师需要通过观察这些信息,从而获得一些相关资料。

这个家庭是这样坐的,爷爷、奶奶和姑姑占据一方,爸爸、妈妈和五岁的女儿坐在另一边。

有意思的是,两代家庭的座位安排如出一辙,都是女儿坐在父母中间。

我开始思考:

他们的家庭关系是否存在代际传承,上一代的关系模式会被下一辈复制吗?

或者家庭规则就是孩子至上吗?

孩子是否需要保护父母,因为父母需要孩子来缓冲他们之间的张力?

可是,家庭治疗师也要谨记,你的判断和观察,不可以强塞给家庭。

因为后现代的心理学,重视个体的差异性,认为每个人的观察角度和理解方式都不一样,我们对事情的认知总是有着各自的局限。

我就带着疑问,和家庭开始了探索之旅。

在简单的互相介绍之后,奶奶急不可待地说:"小孙女不愿意去学校,都两个多月了。"

妈妈也着急,抢着补充了一些情况。

爷爷和爸爸跟着点头,倒是五岁的女孩对我们的谈话最有兴趣,东张西望,不断插嘴,忙着跟妈妈赌气说:"就不要上学。"也不忘抢答我的问题:"因为学校不好玩,家里才好玩。"

有趣的是,所有人的注意力马上转向孩子,妈妈急了:"不上学哪行呢?要上学哦!"

奶奶忙着教育:"坐好!"

爷爷冲孩子摇头,爸爸虽然不动声色,可望向孩子的目光透着焦虑。

姑姑也一会儿着急地望着孩子,一会儿期盼地看着我。

这家人的互动特点是:他们很容易被孩子吸引。

难怪当我问家里谁最关注孩子时,连女孩都跳出来说:"爸爸对我第一好,奶奶第二,姑姑第三,爷爷第四!"

做动力学心理治疗,需要从来访者的字里行间听到情感,并且以情感作为探讨对象和方向做进一步的探索。

合格的家庭治疗师,恰恰不能在情感之中太过纠缠,而是要发展出一种类似"关系妄想"的能力。

即总是能够从家庭的谈话里,听出人际关系,能在家庭给你的不同问句或答案里,顺着探讨关系的方向,将问话进行下去。

比如说,我会思考女孩的话,提出和家庭关系这一方向有关的问句去探讨:

为什么爸爸第一?

为什么爸爸和妈妈不一致?

为什么姑姑比妈妈更照顾孩子?

其他人怎么看妈妈?

他们怎么分配管教孩子的任务?

谁支持,谁反对这个说法?他们怎么评价?

顺着这个方向,他们谈到了更多的管教孩子的细节。

原来,妈妈每次管孩子,总是大喊大叫,其他人就会出面干涉,哄孩子,劝妈妈。

可是,换一个人跟孩子去谈,孩子也不服从。

久而久之,孩子甚至会哭闹不休,爸爸就马上保护女儿,生怕女儿受委屈。

难怪,这是个以孩子为中心的家庭。

可是,过度关注孩子,只会让她爬到全家人的头上,变成无法无天的"熊孩子"。

妈妈埋怨起丈夫:"他什么都依着女儿,女儿要什么就买什么,就差给她买天上的星星了。"

姑姑觉得孩子的问题是全家人太宠造成的,可是妈妈的教育也有问题,因为妈妈对孩子没耐心,习惯大吼大叫。

家庭中一般不缺乏明白人,他们分析事情的前因后果,往往头头是道,切中要害。

可是,如果家庭成员都能听从明白人的建议,岂不是万事大吉,何必到医院来呢?

所谓家庭治疗,就是调动成员的资源,让他们看到互动模式,他们是怎么样相互配合的,维持出心理疾病,他们为什么又会对其他人的解决方案避而不谈。

一般而言,只有家庭成员互相不能配合,才会让"熊孩子"钻空子,造成谁也没法管教她的局面。

我决定继续探讨他们的关系:

你们都觉得妈妈没耐心吗?

为什么你不相信她能管好自己的女儿呢?

为什么明明是孩子不上学,结果却指责妈妈的教育方式?

其他人怎么看？

有意思的是，爸爸不说话，妈妈很无奈。

奶奶赶紧救场说："孩子从生下来就是我一手带大，睡觉也是和我一起。"

奶奶的回答，让我对家庭关系有了新的好奇，我开始了**第二步的探讨——家庭的代际层级**。

也就是说，家庭中的上一代和下一代之间，有没有清楚的界限，是否分工明确，从而保持足够的空间。

否则，代际层级混乱，就会造成父辈和子辈之间的纠缠不休，谁也过不好自己的生活。

那么，这个家庭里，谁更掌控全局呢？

父母有没有担负起教养孩子的责任，还是祖父母越俎代庖？

谁安排的呢？

我决定问清楚，为什么爷爷奶奶放不下对孩子的教养。

谁知道爷爷奶奶大吐苦水："我们也想回老家，让他们小两口自己带孩子，可是儿子不同意！"

姑姑也沮丧地表示："我在家就像个保姆，因为我心疼我妈妈又带孩子又做饭，很辛苦，所以就会帮着带孩子。"

就连孩子也嚷嚷起来："爸爸一天到晚玩手机，妈妈也是，他们都不陪我玩！"

家庭就是这么奇怪，总存在互补的原则。

有不愿照顾小孩的父母，就有愿意帮忙的爷爷奶奶，或者说有特别能干的爷爷奶奶，就有万事不费神的爸爸妈妈。

有一个古灵精怪小大人似的孩子，就有逃避养育责任的父母。

反之，孩子必须表现得像个孩子，父母才可以行使父母的权利和职责。

一阴一阳谓之道，互补的家庭，会获得一种家庭关系的平衡。

果然,这个家庭的女孩不上学是有功能的。

我对爸爸说:"这么说来,你要感谢女儿的不上学啊,成功地帮你留住了父母。"

关键时刻,又是孩子来解围:"因为我很可爱啊!"然后,孩子讲了一堆家里发生的事情。

全家人都很开心,望着孩子一个劲地夸,觉得孩子果然聪明,像个小大人似的。

可是,有小大人似的孩子,就有孩子气的父母。

一般而言,家庭中每个成员都身兼数职,既是孩子,又是父母。

根据性别来区分,又可以分为女人帮、男人帮。

当然也可以按照在家庭中的主要功能,比如洗衣做饭、工作养家等,来确定成员在家庭中的位置。

根据每个人的身份、性别、功能分工,家庭成员之间就形成了无形的界限。

界限的功能就是帮助家庭成员各安其位,做好自己应做的,而不互相影响,这样就可以保证自己的独立发展。

要想帮助这个家庭,需要让他们理解父母和孩子之间的边界僵化,可能会剥夺父母对孩子的关心和爱护。

可是,如果边界太模糊,也会造成家庭过分以孩子为中心,这反而限制了孩子的发展。

我只好继续说:"五岁的孩子需要有五岁的智慧,不可以学做小大人,不要讲大人才讲的话,否则会影响孩子的成长,影响她做自己该做的事情,比如学校生活。"

当然,面对这么可爱的孩子,要想不搭理她实在有点难。

而且孩子的帮腔提供了很多家庭细节,让我迅速理清了家庭关系。

但是,面对这样一个家庭,我却尽量不去直接回应孩子,不跟她直接对话,因为我需要给家庭提供一个模板：

教会他们建立有弹性的家庭边界，而不是利用孩子来做家庭关系的润滑剂。

好在这个家庭非常有领悟力，他们很快就学会不再过多回应孩子，而是继续探讨他们的家庭关系问题。

我们甚至一起谈了他们的座位安排，讨论座位选择背后的无意识动机。

有意思的是，当家庭成员不再以孩子为中心，谈大人谈的事情时，孩子也消停很多，不再像小大人似的插嘴打岔。

一周后，这个家庭给我来电，说孩子已经回学校读书了，感谢我。

而我却想感谢他们，因为他们的授权，我可以写这篇短文，和更多的家庭分享他们的经验。

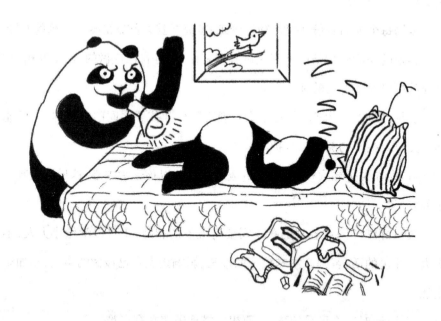

3 站在父母肩膀上的女孩

初见这个小女孩,我没有看出她有三头六臂,除了偶尔翻个白眼之外,她看起来很斯文。

只是不知道她哪里来的能量,搅得家里鸡犬不宁。

她已经六年级了,却无法上学,爱洗手,从早到晚折腾不休,担心粘到脏东西,不停地让妈妈反复确认。

再好脾气的妈妈也受不了日夜盘问,妈妈气不打一处来,母女俩又吵又打,弄得家里一团糟。

父母只好送女孩来住院,可女孩才不觉得自己有病,恨极了父母,每天躲在医院卫生间里洗洗刷刷!

父母看不下去,喋喋不休,一家三口吵吵闹闹,追追打打的闹剧就在病房上演,谁也劝不住。

连主治医生都感到头痛,拿他们没办法,只好建议这个家庭来做家庭治疗。

带着疑问,我见了这一家三口。

可是,这家人看上去挺有礼貌,发生了什么,女儿每天只缠着妈妈检查,跟妈妈起冲突呢?

爸爸的解释是妈妈带孩子带得多,自己在外地上班,跟女儿接触少;

妈妈的理由是女儿不听话。

做家庭治疗师,最基本的素养就是不要被家庭给出的答案迷惑,我继续好奇地问道:"为什么你的女儿只对照顾她的人发脾气?"

妈妈抢答:"女儿也骂爸爸的,只要爸爸做的事情不顺她的心,也会骂他!"

爸爸伸出双手,伤痕累累,都是女儿抓的! 妈妈也赶快把手给我看,同样是旧伤未愈又添新伤。

倒是罪魁祸首的女儿,没事人一样,靠在妈妈肩上,眼观鼻、鼻观心,谁也不搭理,无论医生、护士、心理治疗师,谁问她都不吭气。

无法无天的小霸王,一定是站在父母肩膀上的,她是怎么站上去的呢?

夫妻俩争先恐后地描述女儿的症状,你一句、我一句,常常是一方还没说完,另一方就来补充,甚至同时抢着要说。

说来也奇怪,控诉女儿的可怕症状,是他们配合得最好的事情,这很快就让我明白了女儿病情的缘由。

可是,一旦爸爸谈其他事情,妈妈就一脸不耐烦,女儿马上对爸爸翻白眼,母女俩眉来眼去,窃窃私语,拿他当空气。

而妈妈谈自己的事情,甚至落泪时,爸爸嘴里说心疼老婆,其实动都不动,像个木头人。

不知道他们是怎么修炼出这种家庭舞蹈的,这对痴男怨女有太多的气,每一句话都像在出气,而生气的主要原因竟是为了维护各自的父母,指责对方的父母。

因为对老公不尊重自己的父母感到非常生气,妈妈决定永不原谅老公;

而爸爸也很委屈:憋气太久,总要发泄!

而唯一能够报复老婆的方式,就是指责她的父母,哪怕他知道夫妻随后必有"世界大战"。

这个爸爸对此的解释很有趣——**"打蛇要打七寸"**,因为妈妈最维护父母。

可是他没想到,妈妈的报复更彻底,从此拉黑爸爸,任何来自爸爸的建议,哪怕再合理,她通通反向而行:

爸爸要带女儿看病,她坚决反对。

爸爸管教女儿,她更生气,甚至埋怨爸爸惹恼了女儿。

夫妻对女儿的管教,就这样南辕北辙,效果互相抵消,养成了一个站在父母肩膀上的小霸王!

可是,父母常常不觉得自己的相处方式,跟孩子的身心健康有什么联系。

谈到孩子的病情,爸爸一口咬定:"女儿的病都是外公外婆逼出来的,跟我没关系,我一直在外地上班。"

听到他的坚持,我不由得为他捏一把汗。

果然,一直不说话的女儿,马上对他发飙,不允许他再说自己的外公外婆。

而妈妈红着眼睛,看似不动声色,可是母女两个依偎得更紧。

家庭治疗理论认为,孩子是个很奇怪的存在,总有"维护家庭和谐"的天性,小霸王也不例外。

对孩子来说,常常是感觉到父母一方,谁比较弱小,他们就会迅速帮助那一方。

有时候,孩子不仅采取言行的帮助,甚至会利用心理疾病,来"压制"父母中看似"强势"的那一方,以获得家庭关系的平衡。

"弱势"的那一方,往往会享受孩子的支持和保护,却不知道爱并非毫无缝隙的接近,亲子之爱也是需要有距离的。

过分密切的关系是一种粘连,使得亲子之间丧失了情感缓冲的空间,产生又爱又恨的纠结。

难怪,这个女儿一方面维护妈妈,另一方面又感觉窒息,甚至对妈妈也要大打出手。

而妈妈也很有趣,她不谈女儿的问题,反而埋怨起了丈夫:都是他不好,女儿的事情他不懂。

爸爸们常常不太理解,如果要在孩子面前有权威,首先需要老婆的支持,否则母子两个怨气满腹,哪里还会听你的。

可是,越是说话没有分量的爸爸,往往越是偏执地坚持自我,结果招来更多的怨恨和报复。

可是,妈妈们也没意识到,由于她们对丈夫的失望和愤怒,她们往往就会把情感彻底投向孩子,变得只跟孩子亲近,而孩子往往也会变成妈妈的小助手,是妈妈针对爸爸的"核武器"。

当孩子出现心理问题,妈妈们感觉自己无法独自处理,请爸爸来共同管教时,爸爸的管教方式和结果,往往不符合妈妈的期待:

爸爸长期不带孩子,哪里懂得孩子的需要?

再说了,我辛苦带大的孩子,凭什么被你否定?

而爸爸们常常也不明白,因为他们长期缺失家庭生活,妈妈只能和孩子结对抱团,造成母子连体。

明明他们凶的是孩子,可是在妈妈们看来,却是丈夫在指责自己:

我的孩子,凭什么要你来凶?

你不过是批评我,借题发挥罢了。

最后,本来是夫妻联手,却变成爸爸凶孩子,妈妈指责爸爸的管教方式;本该是解决"熊孩子"的问题,却变成了"熊父母"之间权力的冲突。

所以说,聪明的父母都是求同存异,互相支持。治疗这个强迫的女孩,首先需要做的是:

让父母学会合作,放下之前的爱恨纠葛。

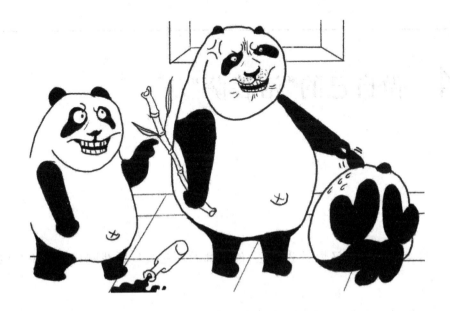

4　做自己的"活菩萨"

　　这个爸爸又气又恨："我知道,他们都看不起我! 嫌我赚钱少! 说我没本事!"

　　我很好奇："他们? 他们是哪些人?"

　　爸爸嘟囔了几句,不吭声了。倒是妈妈气得直哆嗦："你打工一个月,才赚那么一点钱,家里孩子读书,钱实在不够,让你跟我去做生意,你偏不! 好不容易喊你去帮忙,账都算错了,我都不敢说你,否则你就发火,砸我的秤!"

　　爸爸更生气了："我们一天到晚吵架,不跟你去,就是为了躲你! 你每一句话都让人不舒服,伤人!"

　　妈妈难过又委屈："他宁愿休息日在家躺着,也不愿意帮我去批货,那么重的货,我一个女人家实在扛不动!"

　　不知道发生了什么,这对夫妻总是意见不一致,连讲话都像是鸡同鸭讲,丈夫想表达的是家庭尊严和冲突问题,妻子想说的是自己的辛苦和无助,结果两个人越讲越气,谁也不服谁。

就连来做心理治疗,两个人都意见相左。妈妈听从医生建议,带女儿做心理治疗,而爸爸认为女儿病没好,还在吃药,听不进谈话,现在不能做心理治疗。

有意思的是,经过这次夫妻会谈,爸爸同意做家庭治疗,可是妈妈却很坚持:"也许我也有问题,不过你做我女儿的个体心理治疗就好,我不需要做治疗!"

其实,他们不知道的是,女儿的病只是表面现象,病根子恰恰在他们糟糕的夫妻关系上。

就拿做不做心理治疗来说,女儿很难选择,到底做心理治疗,还是不做?因为不管哪种选择,都要得罪父母中的另一个,敏感懂事的孩子特别不忍心父母中的任何一个因为自己而伤心。

所以,这个女儿的选择耐人寻味:她关机,从此不理外人!

不理外人,意味着很难在外独自生活,因为身处现代社会,我们免不了要与人打交道,而且,不与外界交往,我们就只能赖在家里,所以这个女儿整天在家裹着大棉被,要么呼呼大睡,要么暴跳如雷,搞得家里鸡犬不宁。

父母常常愁眉苦脸地跑来,求医生救自己的孩子,却不知道他们自己才是帮凶:父母情绪不稳定,关系敌对,孩子就容易卡在父母之间,进退两难。他们特别在意父母的情绪,把父母的不开心当作自己的。

孩子如果在意父母的情绪,行为处世就会异常小心,生怕让父母不开心。久而久之,孩子可能再也离不开父母,就无法做自己应该做的事情,进而生一些奇奇怪怪的心理疾病。

比如这个女儿就无法在学校安心上课,总是纠结一些莫名其妙的事情,而这些事情归根结底,总是跟父母的情绪有关。

心理疾病最不妙的情况是:女儿对自己的状态不理解,常常不清楚自己到底怎么了,所以常常气不打一处来,在家哭哭闹闹,弄得家里鸡飞狗跳,而父母搞不清楚问题出在哪里,会更加惊慌失措、情绪低落,他们互相埋怨,甚至大打出手,结果造成恶性循环,一家人都卡住了,动也不能动。

现实情况是,每个有患病孩子的家庭,都会因为孩子的病发生一些改变,有的时候竟然是好的变化。比如这个爸爸就说:"女儿生病后,我反思了很多,坏脾气也改了不少,觉得家里天天吵架,确实对孩子不好。"

我赶紧问妈妈,本以为她又要反驳,却没想到,她竟然也点头。

我继续追问:"你也觉得老公有改变,那你开心吗?"

结果她不置可否,反而不停催老公:"我们是来给女儿看病的,不要把话题扯远,还是说女儿的事情吧。"

一谈到女儿,她就哀求医生:"我把你当作活菩萨,教我怎么做,救救我女儿吧!"

我却绞尽脑汁,盘算着怎么样让她做自己的"活菩萨",因为解铃还须系铃人,必须让他们先理解这个结是怎么扣上的,他们才会明白怎么样能够帮到女儿。

当然,我先要做的一件事情,是怎么样让父母合作,至少先要让妈妈关注到爸爸的变化,要知道好男人是老婆夸出来的!男人只有感觉足够有脸面,才会甘愿为你去做事。

也要让爸爸明白老婆是用来疼的,虽然老婆有时候刀子嘴扎人,可是该出手帮助的时候,还是不能含糊,没有老公疼爱的女人,心会痛,而孩子看在眼里,更是痛在心里!

救孩子,先要救那对痴男怨女,让他们明白不能把孩子拉进夫妻的问题中,只有做自己的"活菩萨",才能真正让家庭平安和谐!

5 做个好玩星人

"我最恨他听他爸爸的话，我们家有什么事他都要先问他家的人！"这个妈妈每次讲到这里就咬牙切齿，问题是她三句话不离本行，不管说什么，总要回到这个话题上来。

这个妈妈又气又幽怨："他总是跟他妈妈有谈不完的心，我只有摔门，他才会回房来，我最恨他什么都听他妈妈的话！我们每次都为这个事情吵架，可是他还是要听他妈妈的话！"

我在治疗室里经常遇到这些妈妈，她们有个共同的特点：总是在跟对方父母抢老公，感觉婚姻里总是在受气，似乎总是活在过去，活在夫妻冲突的那一刻，好像当下发生的任何事情，都能够让她们进入时空隧道般的，迅速穿越到受伤害、受气的那个瞬间。正因如此，她们暗下决心，从此将老公排除在心外，只与孩子亲密！

爸爸们也一肚子委屈："自己的老爸老妈怎么可以拒绝，他们也受了一辈子苦，再说了，老婆那么咄咄逼人，怕都怕死了，哪里还敢跟她亲近？"

　　有意思的是，很多爸爸在治疗室里，面对老婆流泪无动于衷，只有谈到自己的妈妈当年多么不容易，爸爸有多么亏欠妈妈的时候，才声情并茂。

　　爸爸们不知道的是：那么可怕的老婆，他是躲开了，可自己的孩子却被迫承担了丈夫的责任，所以，每次妈妈哭泣的时候，总是有一双小手递上纸巾。

　　因为，妈妈的泪，都流到了孩子的心里。

　　这些孩子，即使成年后，都很难脱离母子粘连的模式，更难发展自己的生活。他们就像爸爸们当年那样，是世界上最理解自己的妈妈、最心疼自己的妈妈的人。循环的家庭模式就这样一代代传了下来，今天的自己恰恰变成当年最恨的那个人，这真是命运最诡异的地方吧！

　　我突然想起一个新词——不好玩型人格障碍，据说是一位老师的新创，指的是有的人总是无法让别人快乐，更无法让自己快乐。

　　每个患上心理疾病的孩子，都有一个长期不快乐的妈妈。做家庭治疗就会发现，很多妈妈无法让自己快乐，因为她们的快乐总是有很多前提：经济、孩子、老公、工作等，缺一不可。

　　最可怕的是，她们把不快乐的原因都归结到自己老公身上，好像嫁了谁，谁就必须为她们的快乐负责，难怪男人望风而逃，再也不想回家！

　　每次见家庭，我都在绞尽脑汁，需要先弄明白他们不快乐的原因，还要教会那些痴男怨女什么是快乐，至少让他们明白快乐是一种自我安顿的能力，是一种对生活的点点滴滴感兴趣，能随时随地发现好玩、创造好玩的技能。

　　这种人，我把他们称为"好玩星人"，跟他们在一起，你会感觉很快乐、很开心，是不是天下的妈妈们其实都需要一点"好玩星人"的技能，才能够真正抓住那个逃跑的老公？

6   妈妈的"核武器"

　　刚刚从上海回来,我就接到封闭病房夺命催魂铃,说是有住院患者需要做心理治疗。一般来说,封闭病房有自己的医生护士,他们也会亲自给患者做些心理干预,竟然喊我们心理治疗师去,难道他们有什么考虑吗?

　　带着疑问,我去了四楼封闭病房。主治医生看到我,连忙打开电子病历:重度抑郁的女孩,住院两个月,已经做过两个疗程电休克治疗。

　　我暗暗吸口冷气:电休克治疗有严格的临床适应症,对抑郁症来说,除非有极其严重、顽固的自杀观念和行为,否则医生不会轻易使用电休克治疗。

　　果然,医生一脸无奈地表示:"她不仅要自杀,还要先杀父母,目前各种治疗都用上了,她的症状似乎还是没有好转。"

　　我大惊失色,精神科有个症状叫"扩大性自杀",通常是重度抑郁患者一心求死,却不放心亲人独自留在世间,就会先动手杀亲。

　　那么这个孩子弑父母的行为,所为何来呢?

　　医生陪我去病房见她,一路走一路向我介绍:她享受VIP待遇,住的单人病房,四面墙都是软包装潢,为了防止自杀意外。

即便这样,医生还不放心,一直在担心她的安危。

没想到,要这么重重把守,才能保护她的安全,虽然还没见到,可是我的心已经揪起来了,不知道这孩子是怎样无法无天。

谁知道一见到她们全家,我又吃了一惊,这哪里是凶神恶煞、蛮不讲理的"熊孩子",根本是个弱不禁风的小女孩,她未语泪先流,哭得一塌糊涂。

女儿落泪,妈妈跟着泪崩,有意思的是,看到妈妈拭泪,女儿马上起身,到办公桌上抽出纸巾,叠好,却不是自己用,而是递给妈妈。

明明是个非常在乎妈妈的孩子啊,为什么要对父母冲动下狠手呢?

女孩一把鼻涕一把泪:"想死的愿望由来已久,这几个月加重,想到自己死了,妈妈很可怜,就顺手把妈妈也杀死,大家一起走。"

如此看来,这是个跟妈妈粘连的孩子,她把自己的想法和情绪强加到妈妈身上。在这种情况下,通常还有个和妈妈冲突的爸爸。

果然,女儿点头:"恨死爸爸了,他对妈妈不好,还曾经打过妈妈。"

"可是,为什么又要杀爸爸呢?"我赶紧追问。

"因为突然想到爸爸很不好,也顺手杀死算了,反正大家一起死。"

一般来说,跟父母爱恨纠缠的孩子,她与父母的情感完全没有界限,分不清哪个是自己的情绪,哪个是父母的情绪,她爱一个人和恨一个人,几乎没有差别。

家庭治疗大师鲍温提出一个概念——自我分化,自我分化水平越高的人,越能够有稳定的情绪,理性和情感能够恰当地平衡,不会做出失去理智的事情,也不会过分理性。而自我分化水平低的人,就会分不清理智和情感,很容易受外在环境、别人情绪的影响,把对方的情绪当作自己的,情绪不受控,常常会失去理智,做出莫名其妙的冲动之举。

果然,虽然女儿进了新学校,可是她慢慢就感觉无聊和想退缩,越来越感觉学校没意思,总是有突如其来的、莫名的恶劣情绪,甚至多次拿刀割伤自己。

做家庭治疗,治疗师需要让父母明白,孩子的问题常常和夫妻关系有关系。可是,父母很难相信孩子要自杀,甚至要杀父母,其实背后的原因是放不下父母的婚姻。

而生病的孩子也常常说不清楚,自己的问题和父母的夫妻关系到底有怎样的关联。他们的谈话往往有个特点,那就是:习惯于表达情绪,而不是对事件理性地分析和认知。而这也是自我分化不足的重要表现。

女儿坚持己见:"爸爸打过妈妈,当时自己没有保护妈妈,一直难过至今。"尽管妈妈在一旁反复辩解:"现在已经和好了,都已经原谅爸爸了。"

是啊,妈妈都原谅爸爸了,女儿为什么还要纠缠不休呢?

女儿嘴里的虐妻爸爸,一脸无奈,完全不知所措。有意思的是,当我问他对女儿事情的看法时,总是他还没有谈几句,就被妈妈抢了话头。

我赶紧追问妈妈:"看上去你更懂女儿吗?"

妈妈的理由是丈夫完全不懂女儿,从小就不带女儿,哪里知道孩子的需要。

心理学重视系统性和互补性,家庭是一个系统,系统里发生的任何一件事情,都不是孤立的,而是与整体密切相关的。一个人的言行,总是代表着对另一个人的反应,有埋怨爸爸不陪女儿的妈妈,就有怀恨丈夫忽略自己的妻子。

妈妈看上去很绝望:"这么多年,已经习惯了,只要爸爸爱女儿,只要女儿好就行。"

有意思的是,女儿的话如出一辙:"只要妈妈开心,我就开心。"

这就是自我分化不足的另一个表现:常常在意的不是自己,而是别人的情绪。

母女俩这么抱团,背后一定有回避的爸爸。有趣的是,爸爸的解释是大男人什么事情都不要计较,家家都有点冲突,忍忍就算了。

可是,爸爸和母女讲述的虐妻人设不符啊,我正疑惑,妈妈扭头和女儿窃窃私语起来,我赶紧问清楚:"你和女儿在干吗?"

妈妈的回答更有意思:"女儿在摸肚子,我问问她是否不舒服。"

果然女儿也说确实有点不舒服。

"好奇怪,爸爸一说话,女儿常常会肚子疼吗?"我要追问。

女儿翻个白眼:"反正看他不舒服,恨死他了。"

妈妈连忙解释女儿和爸爸的各种矛盾,爸爸总是惹女儿不开心,怎么说都不改。

父女冲突也很常见啊,可是妈妈每一句话都是指责爸爸惹恼了女儿,平时劝架也是一边倒,总是帮女儿说话。

被母女联手打压,这会不会是爸爸大打出手的原因呢?我不能放过这个问题。

关键时候,又是女儿回应:"我一直劝妈妈离婚,可惜她没同意。上次爸爸打妈妈,我觉得这是个劝她离婚的好机会。妈妈明明答应离婚,都把爸爸赶出去了,可是后来她又喊爸爸回来。我后面才知道,我觉得她辜负了我的一片苦心。"

这是一个操心父母婚姻的孩子,看上去是为妈妈伸张正义,出谋划策,其实是已经和妈妈粘连,不仅在情绪上和妈妈纠缠,在行为上通常也是和妈妈一个鼻子出气。虽说人类的婴幼儿时期就是靠母子粘连,来保障孩子得到足够的照顾,顺利成长。可是,如果快成年了,还是和妈妈密不可分,孩子就可能无法发展自己,不能应付外面的世界,甚至出现各种莫名其妙的心理疾病。

女儿承认,父母的矛盾是她抑郁的主因,要占百分之五十;自己经常有突如其来的莫名其妙的负面情绪,不知道怎么排解,要占百分之二十五;剩下的原因也是问题年轻人最常见的:无法应付学校的学业和人际关系。

家庭治疗认为,孩子如果不能面对外面的世界,需要先看看他(她)是否投入了极大的精力在家庭关系上面,所谓一心不能二用,太过于关注家庭,就很少有兴趣和动力去学习处理家庭之外的事情。

另外,孩子也会把与家人相处的关系模式,复制到家庭外的人际相处方式中,可是家里家外,总是有很多不同,所以,孩子可能会遭遇很多困难,也会越来越不愿出去应对外面的世界。

当然,夫妻总是会有矛盾的,而且太和谐的夫妻,往往也会在孩子的成长中留下遗憾,因为孩子没有机会学习如何处理冲突。

可是,当夫妻有冲突的时候,如果某一方总是和孩子诉苦,要求孩子支持自己,就会让孩子淹没在父母关系的张力里。久而久之,孩子就不能发展自己,而是变成父母中一方的打手,甚至是"核武器"。

有趣的是,女儿纠正了我的用词:"确实一直都帮妈妈,不过,也没'核武器'那么严重。"

核武器的特点就是同归于尽。"明明是自己不想活,可是还要拉上父母,为什么你的爱恨那么矛盾?"我决定挑战她。

没想到,女儿马上红了眼睛,她点点头:"天下孩子都对爸爸有感情的,我也是放不下他。可是,我又受不了妈妈天天对着我哭。"

看到女儿流泪,妈妈立刻悲痛万分,两个人又哭成一团。

这对母女十分地情意相通,而我却在思考:怎么样才能够让母女分离,不再互相纠缠。

我只好问爸爸:"你究竟有多么难说话,需要母女两个联手,才能像天平一样,跟你平衡?"

结果爸爸缩头缩脑,小心翼翼地问老婆:"我,我也没那么难讲话吧,家里都是你说了算的。"

我干脆不出声,看他们两个怎么对话。因为在家庭治疗中,家庭成员讲什么,其实不重要,怎么讲的,对方有没有听,反映了他们的互动模式,这才是最重要的。

可是,妈妈根本不置可否。女儿一口咬定:"你打过我妈妈,我就恨你,我也恨我自己不能保护妈妈!"

真是奇怪,多年前的夫妻打架,变成今天死活绕不过的梗,谈话总是进入死胡同。我只好问妈妈:"你需要女儿保护你吗? 喜欢女儿这样为你出头吗?"

妈妈擦擦眼泪,连声检讨自己,认为之前的事情是自己没有处理好,影响了女儿。爸爸也连忙承认错误。

可是,家庭治疗不是追责父母的失责,而是要让大家看到每个人为心理疾病贡献了哪些力量:三个人的舞蹈,大家是怎么样举手投足,互相配合的。

比如,女儿维护妈妈,这在某种程度上是妈妈的授意,可这也是爸爸导致的,而爸爸的大打出手,通常也是被其他成员激怒的结果。很多爸爸看到母子两个关系密切,常常会感觉自己多余,也会流连在外,不愿回家,而爸爸回家越少,妈妈就会越发失落和愤怒,越发只和孩子亲近。

一般而言,夫妻的相处方式通常和他们父母的夫妻关系模式密切相关。家庭大师维特克说过,婚姻就是两个家庭派出各自的替罪羔羊,去复制自己的家庭模式,而活着就是为了看看,到底哪个家庭的选手会赢得最后的胜利。

因此,接下来,我和父母探讨他们各自的成长环境,看看从原生家庭中,他们继承了哪些家庭关系模式。(出于隐私保护的原因,不方便透露更多家庭细节,请读者们理解)

我们谈了五次,孩子终于出院了。有意思的是,女儿认为心理治疗对妈妈有作用,因为妈妈的情绪好了很多,不过对她自己没什么作用。

而我考虑的是:好在这个家庭愿意来谈,孩子的病,为家庭提供了一个对话的机会,让他们可以在谈话中,重新认识自己和家庭,至少让孩子认识到不要选择用生病的方式解决问题。

7　丢失睡眠的孩子

女孩年纪轻轻,却多年饱受失眠之苦。对她来说,睡个好觉,实在很难得,通常情况下,越是考试日期临近,学习任务重,越是难以入眠,导致考试成绩总不如平时,她越发恼火,结果失眠更加严重。

就这样,睡个好觉,已经成为她的头等大事,她每天心心念念的就是如何睡着,可惜事与愿违。

"那么,这样的情况持续多久了呢?为什么今天想到来见心理医生呢?"

爸爸抓抓头,说:"孩子三四年前就说过睡不好,那时我觉得是家族遗传,没什么,因为我睡眠一直不好,爷爷在世时,也说睡不好。"

"是啊,那为什么今天又要带孩子来呢?"

女孩接过话头:"是我要他们带我看医生的。"

"已经三四年睡不好了,为什么你今天想到过来呢?"我不要放过这个话题。

实际上,做家庭治疗师,实在不讨人喜欢,治疗总是要刨根到底:为什么来,怎么来,为什么今天来,为什么你来他不来,你怎么说服他来,等等,要对这些问题死缠烂打，紧追不舍。因为**这些细节里，关联着家庭对问题的解释和互动关系。**

一般而言，家庭越是对问题有确定的解释，往往越代表了他们很难改变对问题的看法，这样的话，他们越难以改变彼此相处的方式。而心理学认为：**心理问题，包括各种心理症状，都是关系失败的产物，家庭中有人表现出心理问题，这其实反映了家庭关系的纠缠、隔离、冲突等。**

有经验的治疗师要从家庭的谈话里，听到他们每个人对问题的看法。在通常情况下，他们的答案有些差异，这往往就是他们互相纠缠所在，也是探索家庭关系的契机。

做家庭治疗，要**挑战家庭成员对问题的确定看法，就要对家庭的互动关系保持敏感，尤其是那些反复出现的、症状性的、最终陷入僵局的互动。**

比如，孩子说因为最近学习压力大，父母也认为孩子上中学后，学习压力大，睡眠就不好了。

"可是，每个学生的学习压力都很大，为什么你的孩子睡眠不好呢？这跟家庭有关系吗？"我不要认同他们确定的答案，赶紧追问。

爸爸连忙解释："我们对她没要求，经常劝她多休息，她考不好没关系的。"

我赶紧问孩子："你怎么回应爸爸的话，同意他讲的吗？"

没想到，孩子不吭气。

父母继续谈对孩子失眠的看法。奇怪的是，我每次请孩子回应父亲的谈话，这个"熊孩子"要么不置可否，要么只讲自己的失眠，她的每一句话都是在描述自己的难受，却对家庭故事和关系避而不谈。

这就是家庭陷入僵局的互动，我才不要放过这个问题，于是问父母："为什么你的孩子不要回应你们？不管谈到什么话题，最后都要扯到自己的睡眠？她这样有多久了？"

父母面面相觑，我只好问孩子："为什么你回应爸爸那么困难，讲来讲去都是失眠那几句话？我很好奇，是不是你考重点中学靠抄的啊？"

全家人都笑了，女儿嗫嚅着要求单独谈，父母如释重负，连忙起身出门，连声说："你们谈，你们谈。"

我拦都拦不住，我只好问孩子："你想谈什么？跟他们有关系吗？为什么他们在的时候，你不要谈？"

有意思的是，孩子又不吭气了，愁眉苦脸。

如果是做个体治疗，可以用时间换空间，她不说，我就等。可是家庭治疗时间有限，我只好提醒她："睡不好，考不好，有时候是放心不下家里，因为考得不好，就可以不要那么快、那么顺利地离开家，你是这种情况吗？"

她竟然点头："我确实担心家里，但是没想过考试不好离不开家的事情。"

原来，三四年前，她看到爸爸的手机有个520元的红包，是发给某个阿姨的，语气暧昧。她心里就咯噔一下，再联想到爸爸对妈妈一直以来的粗暴态度，更加难受，觉得妈妈很可怜。

这是个操心父母关系的孩子，每天睡前，都会想东想西，想的不仅只是自己在学校遇到的困难，更是会想到家庭琐事，让她愁肠百结，越是命令自己不要想，偏偏想得更多。

在一周后的单独会谈中，她对家里琐事娓娓道来，她每时每刻都是担心妈妈，认为她被爸爸家人一起欺负。

"既然那么担心，为什么你不要跟父母一起谈呢？"

孩子一脸担心："妈妈做过手术，哪里能够刺激她？"

可怜的孩子，默默操心父母的婚姻，夜不能寐，而父母对女儿的失眠百思不得其解，想尽了办法，却徒劳无功。

另一方面，家庭通常很难理解，孩子不睡觉，怎么会跟家庭有关？很多父母听到孩子有意跟心理医生私聊，正中下怀，觉得这才是解决问题的直接办法。

可是，对心理疾病患者的家庭研究发现：

1. 心理问题常常是家庭成员"合谋"的结果：通常家庭有难以解决的关系问题时，总会有"替罪羊"，用自己的心理症状引起家人的注意，来缓解原先的家庭关系的张力，而其他人呢，也会开始关注患心理疾病的这个家庭成员，之前难以解决的关系冲突就被暂缓、搁置下来，家庭关系往往出现战略性的和谐。

2. 家庭解决问题的方式有可能创造问题、固化问题：比如，孩子失眠，父母常常想办法帮助孩子，却不知道自己的焦虑可能让孩子更加难以入睡，因为孩子的失眠不再是一个人的事情，反而变成全家的晴雨表。如果父母在解决问题的过程中因为各种配合事宜，出现相互埋怨、指责、担忧，那么就可能会造成"解决—冲突—恶化"这样的恶性循环。

3. 问题之所以是问题，是因为维持问题的人际关系模式没有改变：孩子天性关心父母，帮助弱者，如果孩子失眠，是因为担心父母的婚姻，那么，如果父母不能改变之前的关系模式，孩子也不会放弃对父母的操心，继续对父母之间的情感关系互动敏感，这样他就很难做他自己该做的事情。

4. 家庭如果认准了问题的原因，有可能会封闭感知，排斥了问题的其他解决方式：为问题追溯原因，试图由此解决问题，这是人类进化发展的重要特点，同时，人类对问题的解释有经济方面的考虑（寻找一个简单易行的原因，让困难迎刃而解，这就是生物发展的经济学角度），还有复杂的情感因素，比如自我保护倾向，把问题归结为外部原因，而不是自身内部原因。这样的话，就有可能过于坚持己见，不能接纳其他的解释，甚至可能引起家庭关系冲突。

人类是有情感的社会生物，情感体验因人而异，人生的问题更是难以溯本求源。而坚持唯一正确答案，往往会让问题的解决更被动，问题的解决通道更狭窄，这是因为它忽略和否认了人的情感、社会关系是相互交织、相互影响、互为因果的。

无独有偶,这几天我接待了一个四口之家,只要爸爸开口讲话,两个女儿就一唱一和,不停纠正爸爸的错误,如数家珍,就像两个小律师。

可是,生病的小女儿只有和姐姐联手教训爸爸时,才古怪精灵、活泼灵动,是个符合她年龄的小姑娘。只要一谈到自己的问题,她马上忧心忡忡,怎么也不开口,闹着要回家。

父母认为姐姐性格开朗,而妹妹寡言少语,使得情绪不能发泄,所以会忧郁。姐姐倒是有自己的观察和想法:"妹妹无条件、无原则帮妈妈,我是看他们谁吵得凶,谁不讲理了,就会帮另一个。"

不知道帮理还是帮亲,到底和妹妹的心理疾病有什么关系呢? 这个世界上实在有太多牵挂父母的孩子,心理学把这称为"看不见的忠诚":孩子无意中承担了帮助父母的责任,这常常会导致孩子的自我损害,比如患上心理疾病、情绪失控、不能上学、沉溺游戏等。

这个世界上,也有太多处理不好自己情绪和生活的父母,他们自顾不暇,往往也有意无意向孩子求助。这对姐妹的妈妈养了两个小律师,从此不用自己出手。

我问她:"你喜欢女儿帮你吗?"

她不假思索地说:"当然喜欢。"

可是,我却陷入苦苦思索,不知道要用多久,才能让她们明白:操心父母的孩子,往往不能有自己的生活,可能会拼死纠缠,甚至搭上自己的一生。

8　不写作业的小女孩

开学才一个礼拜,门诊就来了个不想上学也不想写作业的九岁女孩。父母愁容满面,不知如何是好,原来是小女孩说会听到有人喊她名字,不停地骂她。

无中生有的声音,吓坏了父母,父母只好带她来看医生。可是医生很快排除了幻听的可能,因为女孩只是在作业写不完或被爸爸骂的时候,才会哭喊着说听到有骂自己的声音。

"那么,最早是什么时候出现这个声音的呢?"

父亲挠挠头:"我们一直在外工作,女儿跟奶奶生活,具体情况我们不清楚。"

然后他冲女儿努嘴,说:"你快跟医生说啊,在家你不是说得很好吗?"

有意思的是,女孩首先气鼓鼓地瞪了爸爸一眼,然后跟爸爸争执起来:"我不是告诉过你,是从二年级开始的吗,我听到有声音骂我。"

爸爸连忙附和,转头跟我解释:"是的,那时候一年只有两三次,我们也没当回事,今年孩子说得多些。"

女儿又不乐意了："不是，不是，这次是你打我，我才听到的！"

我赶紧看妈妈，没想到，妈妈看到女儿的样子，竟然乐了。

我赶紧问她笑什么，她却笑而不语。我只好问爸爸："为什么你和孩子吵架，妈妈很开心的样子？"

有意思的是，爸爸也笑了。夫妻两人看着女儿，一脸宠溺，倒是女儿突然来劲了，指着爸爸，数落起来："都是你打我，非要逼我写作业，我说等会儿写，你非不听！"

于是，治疗室变成九岁孩子的舞台，只见她窜来窜去，指手画脚，每一句话、每个动作都是针对爸爸的。

家庭治疗理论认为：父母和孩子属于不同的层级，要想家庭功能完好，亲子之间必须有结构和功能方面的区分。父母需要共同形成和维持一个有执行功能的联盟，他们有责任照顾孩子，并使孩子适应社会，也有权利做出家庭的重大选择，比如搬家、工作、择校等。

当然，随着孩子渐渐长大，父母需要做出相应的改变，慢慢退出决策层，与孩子共享决策和自我指导的机会。

也就是说，童年期的孩子需要父母较多的指导和决策，而对青春期及以后的孩子，父母则需要学会渐渐放手。

可是，如果九岁的孩子总是占据家庭的主场，变成父母的父母，那么这个家庭就需要反思：父母为何无法发挥管教孩子的功能？

我决定问妈妈："好奇怪，为什么你的女儿只说爸爸不好？"

妈妈的回答是爸爸性子又急又倔，辅导孩子写作业总是在催促，着急了甚至动手打人。自己实在看不下去，劝他也不听。

"那么，生活中其他事情，爸爸也不愿听你讲吗？"我赶紧追问。

妈妈举例子说明爸爸平时是如何的一意孤行，拒不认错。女儿又跳起来，跺着小脚比划着小手，给妈妈帮腔。

当父母之间产生矛盾或者权力冲突的时候,一方管教孩子,另一方往往不能配合,甚至会对对方管教孩子的方式和态度十分恼怒,因为他会联想到对方也是这样和自己互动的,就会气不打一处来,变成指责对方,而不是携手管教孩子。

这样就变成父母一方和孩子结盟,联手针对另一方,通常是母子共同数落爸爸,当然,有时候也会出现父子共同针对妈妈的现象。

我请父母管理好孩子:"现在是我们大人在讲话,能不能安顿你们的孩子,等需要时再让她讲,可以吗?"

父母马上跟孩子做手势:"要听医生的话,现在不能讲话。"孩子左看右看,终于点点头,坐回原位。

我要和父母谈的是,到底发生了什么,使得女儿总是要帮妈妈?

爸爸不同意我的说法:"我女儿也不是帮她妈妈,平时她妈妈跟我吵,女儿都是帮我讲话的。"

是啊,家庭里的孩子总有"看不见的忠诚",他们无意中就承担了帮助父母的责任,可是这也会导致孩子的自我损害,无法发展自己的社会功能,变得再也不想去外面发展。

关键时刻,总是孩子来救场:"我不想写作业,是因为他们总是吵架!我七岁就知道他们关系不稳定了,一开始我以为他们会好的,可他们还是一直吵架。"

难怪孩子是从两年前开始说听到有人骂自己,这个时间点和孩子发现父母争执的时间相吻合。心理学最注重症状发生的最初的时间以及当时发生的事件。通常而言,症状和某些关系上发生变化的事件(比如父母争执、分居、离婚、再婚、移居、亲人去世等)有着某种特别的联系。

不过,不知道父母是觉得尴尬,还是真的感觉没什么,他们连声否认:"我们没吵架,我们关系挺好的!"

然而,孩子心目中的好婚姻,也许和父母口中的好夫妻完全不一样。女孩大声嚷嚷："你们不要装和睦！你们从来没有好好商量事情,我一直担心你们关系不好！"

没想到九岁孩子如此一针见血,可是父母一头雾水："我们也没怎么吵架啊！"

我只好问孩子："为什么你那么担心爸爸妈妈吵架呢？"

孩子哭着说："我怕他们离婚！怕他们像隔壁阿姨一样离婚！"

父母面面相觑,连声安慰孩子："不会的！"

"那么,你这么担心他们,这跟你不写作业有关系吗？"我决定继续探讨下去。

"我不是不想写作业,而是他们经常吵架,吵得我没法写。我把爸爸喊到我房间,我慢慢写,这样他们就吵不起来了！"孩子补充道。

真不敢相信这是九岁孩子的想法和说法。父母盯着孩子,沉默不语。

大多数父母都不能理解为什么孩子那么在乎父母的婚姻,更不理解孩子不写作业不要上学,其实是因为担心父母的情绪和关系。

家庭治疗要看家庭成员之间的互动,看他们是怎样相处的:谁说话、谁听、谁不愿听、谁反驳、谁支持,这些互动通常反映了他们之间的关系,包括权力分配、结盟等。

因为婚姻讲究的是配合,即一个人的事情由两个人共同合作完成。有了孩子以后,两个人又要重新分配各自在工作和家庭上需要承担的义务和责任。

成熟的夫妻会发展出一种对称的"取—予"模式,以平衡他们之间的责任和权利,义务和功劳,这样就可以维持和发展夫妻关系。

可是,如果家庭内部的信任和关怀瓦解崩溃,就会出现家庭内部的破坏性权利,比如父母会期待孩子像成人那样分担和承接家庭的情感张力。

无独有偶,我前几天见到一个七岁孩子的家庭,情况也是孩子不能完成作业、拒学。而这个孩子的特点也是像"小大人"一样,父母跟我说任何事情,她都小心翼翼地听着,随时补充细节,甚至提醒父母哪里没有讲到。

而父母也很享受孩子的秘书式提醒,讲到细节还会跟孩子求证:是不是这样?

更糟糕的情况是,有的父母遇到难题时,会唆使孩子去跟对方或者双方父母谈判和求助。

有这么一对"孩子气"的父母,难怪孩子心心念念父母的情绪和健康,总是担心家里不太平。孩子在学校里当然就没有朋友,害怕老师,再也不想去上学。

还有一种情况是,父母限制孩子成长,总是把孩子当成婴儿来照顾,以此利用孩子的"忠诚",从而回避家庭的情感冲突。这样的孩子也可能出现各种各样的心理症状,也会出现拒学等社会回避行为。

好在这个家庭非常有礼貌,也很有灵性,他们虽然对孩子的话将信将疑,可是他们还是表示回去后会重新调整。

我对这个家庭说:"很高兴有机会跟你们谈话,如果把你们的故事写成一篇科普文,让更多的人看到,不知你们是否愿意?"

父母都说没意见,孩子已经抓过纸笔,在授权书上签下了自己的名字。我接过来一看,发现她的名字写得特别大,占据了差不多三分之二的空白。

我想:针对这个家庭,需要让他们认识到家庭的结构和层级,知道什么是父母的责任和权利、什么是孩子的。也许首先要做的,就是让这一家三口知道在空白签字栏里找到自己适当的位置,最起码让孩子的签名不大过父母。

9　你不看医生我也不看

　　妈妈哭成泪人："我没事,我不需要看心理医生的,只要儿子上学就好了。"爸爸也说："只要儿子回学校,什么事情我都愿意配合。"

　　儿子才不听,他反复强调："我没事,不需要看心理医生,在家待两天就好!"

　　听到这里,本来哭得有气无力的妈妈又发怒了："你都一个月没去学校了!在家能复习,准备高考吗? 肯定不行的!"

　　儿子忍了忍,憋着气说："我们家出了问题,要看的话,全家都要来。先看他们俩,没有好的家庭环境,每天吵吵吵,吵得我脑袋疼!"

　　妈妈不愿听："我没有事,给儿子看病就好了! 他一上学,我马上就好!"

　　真是奇怪,母子俩不仅态度一致,连讲话的内容和语气都一模一样。临床工作中有个有趣的发现,家庭里如果有一个特别有主张的成员,也总有个特别有主张的对手,双方僵持不下,变得更加有主张,本来双方是解决问题的,最后变成了权力的斗争。

我只好问爸爸:"你怎么看母子俩?"

爸爸觉得儿子不上学确实不应该,需要见心理医生,但是老婆的脾气也要改。

"改什么呢? 你觉得老婆的脾气怎么了?"我赶紧追问他。

"谁知道!"妈妈抢过话头,哭诉起她多年来受到的委屈,从未婚到恋爱再到现在,有太多太多在婆家受尽欺凌的例子。

"他们没有一个拿我当人看,从不关心我!"父子试图证明她所言不实,却实在插不上嘴,完全打断不了她,他们索性闭口不语,随她自说自话。

于是,治疗室变成妈妈一个人的舞台,而我,成了妈妈的"包青天大人",需要秉公执法,还她一个公道,还要变身警察,抓儿子去上学。

我试图请父子俩让妈妈平静下来,他们都摇头说:"说不动她!"

治疗时间有限,我只好打断她:"你希望我为你做什么? 我能提供的是看看孩子拒学是不是与家庭有关系,有怎样的关系? 看看家里怎么做,可以帮助孩子上学。"

妈妈继续摇头:"只要儿子上学就好,我已经死心了。"接着又努嘴指向老公:"他是改不了的!"

我赶紧看看爸爸,发现他一脸无奈,嘟囔着:"儿子上学就好……"

儿子梗着脖子,坚持不要看医生,要看全家一起看!

家庭就是这么奇怪,某个家庭成员越抱怨,越没有人搭理他,然后他更加埋怨。这就是家庭里出现的莫名其妙的模式,大多数时候,成员们身处其中却不自知。而这个抱怨的人通常会回到过去,总是抓住陈年往事不放,非要争个对错,其实他只是希望引起身边人的关注。

难怪这个妈妈哭喊:"他妈妈那么欺负我,他从来不管我! 我难受都是因为他不管不顾!"

可是,妈妈这样的呐喊,通常得不到她想要的回应和关注。难道是因为枕边人狠心、冷酷、无情吗？

如果按照这样的假设，这也许就是妈妈们对丈夫绝望的理由。可是，有没有其他可能？

也许爸爸们不知道如何应对抓狂的妻子，他们也不知道怎么安抚暴跳如雷的母亲，没学过怎么处理婆媳冲突，哪怕知道婆媳因自己而争执，他们往往也束手无策，只好装聋作哑，甚至溜之大吉，留下一堆烂摊子，弄得家里鸡犬不宁，争论不休。

有的妈妈恨极了老公的无能：他一看到他妈妈就怂了，半句都不敢争辩，简直懦弱至极！

夫妻争执通常有个特点：因为各自的原生家庭，双方互不相让，比如婆婆指责媳妇倒贴娘家，妻子恨透丈夫只听妈妈的话；或者双方对家长里短有不同标准和规则，争得面红耳赤，最后不欢而散。

这个妈妈口口声声控诉老公不帮自己，可是做丈夫的也一肚子苦水："父母养我不容易，我亏欠他们很多，哪里能够再去指责他们，再说了，我私下里也在父母面前为你说话。"

做丈夫的以为自己讲得够清楚、够理智，谁知道妻子只听了半句就暴跳如雷："我更不容易，嫁到你们家，吃了那么多苦，没听到你的一句安慰和关心！"

也许，他们每个人心里都有一个账本，上面记载了自己在家庭关系中的付出，盘算着收支是否平衡，是否公平。在这个家庭中，妻子为小家庭付出良多，渴望得到认可，而丈夫来自农村，认为家庭培养自己花费不菲，亟待回报。

也就是说，妻子抓狂也许是因为家庭账本的收支失衡，她对自己的付出没有获得理想的补偿而感到委屈。

而看上去木讷、不能护妻的丈夫，也许对原生家庭充满愧疚，哪里还敢为妻子挺身而出？

其实，不仅是个人，每个家庭都有这样的账本，账本上记录着谁给予了什么,谁还欠着什么,甚至还有几代之间的账目往来,这就是家庭的债务。家庭若要蒸蒸日上,那就得直面和补偿不公平。例如,全职妈妈放弃了工作和业余生活,是因为渴望向家庭共同基金投资,从而在家庭共同富裕时,获得相应的补偿。

如果补偿来得太慢,或者让投资人感觉入不敷出,家庭关系就会失去平衡,一个重要的表现就是家庭成员出现心理症状,比如情绪失控、抑郁焦虑,甚至行为紊乱等。因此,家庭治疗师需要了解家庭的债务和义务。因为,**一个心理症状的背后,其实积攒了太多的不公平感。**

另一个与家庭债务相对应的概念是家庭义务。家庭义务可能是几代人约定俗成的规则,因为家庭对每个成员都有预先设定,比如:儿子就应该承担养家糊口的责任,女儿至少要孝敬父母、照顾弟妹等。

家庭债务和义务,总结起来就是家庭遗产。**我们每个人都或多或少地继承了原生家庭的情绪和行为模式。**在伦理上,孩子们必须使自己的生活在某种程度上适应家庭传统。

很多夫妻为照顾各自父母、养育孩子等事宜争论不休,甚至为了牙膏到底从哪一头开始挤、起床后是马上叠被子还是稍后叠等小事都能够争得死去活来,**这也是因为夫妻继承了各自的家庭遗产,在自己的小家庭里,复制出了原生家庭的债务和义务。**

很多人在成家之后仍然要担负原生家庭的养育、照顾等责任,对父母弟妹诸多爱护,这可能是因为他们从家庭里继承了成员间的友爱、互助的遗产,可是,如果他(她)的另一半从家庭里继承的遗产是独立、疏离,那么夫妻两人的理念难免会发生冲突。结果,一方更加感觉父母家人可亲可爱,越发和原生家庭粘连不清,另一方更加确信对方疏远自己,越发不愿与其家人往来。

这几天我在北京培训,应一个来访家庭的要求,我以 1.5 倍的放映速度看了《香蜜沉沉烬如霜》这部剧。作为家庭治疗师,我看到的是剧中的家庭关系,男主角凤凰之所以受到广大女性观众的喜爱,也许是因为这个角色的设立很有特点,他能够平衡和取舍爱人和母亲之间的关系:敢爱敢恨敢承担,为了心爱的女子可以违逆母亲,在母亲遇到危险的时候又以身护母。

而凤凰最让人喜爱的是他似乎不受原生家庭的影响,连剧中人都认可:"凤凰这孩子,比他父母靠谱多了。"

这部剧有意思的地方是,男主角面对错综复杂的家庭关系也是伤痕累累,比如:他报答天后养育之恩和未婚妻再造之恩的方式都是伤害自己——为母挡箭身受重伤,甚至自毁半生修为。

可见,即使是天界,处理好家庭关系依然是难题。

另一个有意思的地方是,虽然女主角遭遇男主角母亲的百般伤害,可是女主角憎恨男主角母亲的原因不是她对自己多次痛下杀手,而是弑母之仇。

也许有男主角的维护,女主角比较有安全感,足以应付未来婆婆,只是一旦牵涉上一代,两人依然仇深似海。

换个角度来看,连神仙的爱恨情仇都和上一辈纠缠不清,难怪凡人夫妻争吵,也总是绕不过双方的父母手足。

只是,世间的老公都是凡人,不能上穷碧落下黄泉,更没有凤凰涅槃起死回生的神通,凡世间的老婆也没有号令百芳的灵力。神仙可以三生三世不断调整和妥协,现实生活却鲜有浪漫,哪里能够任性而为? 家庭治疗至少提供了一个机会,让你了解世世代代,做不到再世为人,至少也可以换个生活方式。

这个家庭各自坚持己见,互不相让,我只好请他们回去考虑,想清楚家庭治疗的目标再来,因为这样的审案断案,实在不是心理医生所擅长的,再者,做心理治疗是双方配合才能完成的过程。

做家庭治疗,目标的选择和决定非常重要。治疗师能够提供的和家庭需要的如果能够契合,双方的配合度较高,治疗则会事半功倍。如果不能契合,双方通过协商和讨论慢慢达成一致,这也是治疗的一部分,因为怎样从坚持己见,到学会妥协,再到互相配合,这是每个家庭都需要经历的过程,也是不可或缺的学习经验。

唯恐家庭坚持己见的需求超出了治疗师的能力,比如:家庭有成员希望治疗师代替自己修理某个家庭成员,让其可以更配合、更顺从。

治疗师不应做助手,而是应和家庭讨论:为什么你的建议,他不愿听?他做了什么,让你那么坚持自己?你做了什么,导致他越来越不愿听你的?

这个家庭很快回复:下周父母会单独来谈,聊聊多年来夫妻不睦背后的原因。看来,这是个有自我领悟和反思能力的家庭,这让我对未来的工作充满了期待,也对这个家庭的自我修复能力更有信心。

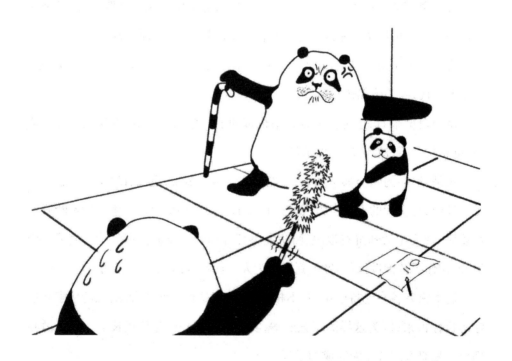

10　需要翻译官的女孩

跟家庭成员签署《录像及治疗资料使用知情同意书》,我一边请他们仔细看详细条款,一边给他们讲解。

从进治疗室到现在,一直沉默不言的女儿缓缓抬手,指了指文件,又扫了一眼爸爸,然后继续低着头,似乎想着她不为人知的心事。

爸爸马上连声道歉:"我们不能同意治疗录像拿去教学,对不起。"

我好奇:"为什么你突然说不同意用录像呢?"

"因为我女儿不同意。"爸爸说。

我更好奇了:"刚刚女儿也没讲话啊,你怎么就知道她的想法呢?"

爸爸的回答是:"看到女儿当时指着录像两个字,我就知道她不愿意把录像给别人看。"

我赶紧问女儿:"是这样吗? 你爸爸能懂你的想法?"

她点头。

"爸爸妈妈他们都能懂吗? 还是谁会更懂一点?"

女儿朝爸爸的方向抬抬胳膊肘。

没想到爸爸很自豪:"她是说我更懂。"

家庭治疗师需要掌握一种特异功能:通过家庭成员的互动,发现他们之间千丝万缕的关系。也就是说,在和家庭的访谈中,要留意家庭成员之间的互动,这种互动有时候是语言的,有时候甚至是肢体动作的。当然,打岔、走神、争执等,更是反映了他们之间的恩怨情仇。

因此,我要追问女儿:"你爸爸说的对吗? 你的胳膊肘往外拐,其实是指向爸爸的吗? 这么说,他是你的翻译官?"

女儿难得露出一丝笑容,点头说"是"。

连妈妈也附和:"她每天都不说话,什么事情都靠我们猜,她爸爸心细,对女儿更花心思。"

没想到,十几岁的女孩竟然威风凛凛,有两个翻译官随身,难怪这个漂亮的少女不仅拒绝上学,连说话都放弃了,问什么都是毫无反应,被逼急了,要么摇头,要么一脸木讷。

她真的完全不说话,她需要什么,一个眼神、一举手、一投足,自然有人领会,我自忖:换作我,我也不要讲话。

父母连声叫苦:孩子完全封闭自己,每天只玩电脑,连日常生活、个人卫生都需要我们反复提醒,说多了,她还嫌烦!

这实在是个奇怪的现象,孩子放弃生活的主动权,父母被迫像对待幼儿那样照顾孩子起居,而孩子不胜其烦,宁愿沉浸在自己的世界里。明明双方都不开心,但是父母无法放手不管,继续承担本来是孩子应该承担的责任和义务。

孩子和父母,从此变成对方的囚犯和狱卒,互相不能动弹!

这不,女孩披头散发,缩在帽子里,完全看不到脸。妈妈看不下去,一直低声催促:"帽子放下来!"

女儿无动于衷,妈妈实在忍不住,伸手就拉她的帽子。女孩闪了闪腰却没躲过，被妈妈拉下帽子后，她不停地翻着白眼。

有意思的是，女孩的秘密武器就是白眼看人。她在治疗室里完全不出声，父母跟我谈她的拒学、游戏上瘾，她便不时朝这边翻白眼。父母立马就懂了：女儿不开心了。

看来，她也不是完全神游天外，还是会注意我们的谈话。我决定问问他们是怎么看待和处理这个问题的。

孩子已经服用抗抑郁药一年多了，父母的解释是孩子上学压力大。

"是啊，学习压力大，可是每个孩子都有学习压力，你的孩子有什么其他原因吗？"

爸爸的解释是妈妈脾气暴躁，经常打骂孩子，一点教育方法都没有，母女隔几天就要大战一场。

我赶紧看妈妈的反应，没想到妈妈点头："有时候实在气不过，喊她也不听，忍不住才动手的。"

我只好问女儿："是这样吗？"

好在女儿给面子，轻轻点了点头。

没想到，女儿的问题这么快就找到了"罪魁祸首"——妈妈的坏脾气。

可是，这对我来说反而是个难题。因为，如果治疗师顺从家庭的看法，就会变成对妈妈的教育，而这就不是家庭治疗了。

家庭治疗与教育父母如何做家长，完全不同。

因为夫妻意见不一，背后往往有着复杂的因果缘由，甚至牵涉几代人，比如：婆媳矛盾、翁婿冲突等。而且，如果妈妈能够接受爸爸的批评，改变态度，这岂不是万事大吉，一家人何苦到医院来呢？如果妈妈不能接受爸爸的意见，他们之间的冲突到底是什么呢？

因此，治疗师恰恰不能做批评一方、支持另一方的律师，而是需要考虑：为什么家庭既同意这个说法，却又一再重复他们都认为是错误的模式呢？

家庭治疗要挑战家庭固定的思维模式,帮助父母看到他们无法行使家长职责和权利的原因,而这些原因常常和家庭成员之间的互动相关联。换言之,你对爱人的反应方式,往往决定了孩子对你的回应方式,而你对孩子的反应,可能又影响了爱人对你的回应。

总而言之,家庭成员之间的言行,永远不是一个人的心血来潮,而是一家人,甚至是三代、四代人之间的互相影响。

所以,我要挑战家庭对事件的固定认知,看看他们之间是怎样的关系模式。

我问爸爸:"妈妈有时候确实会抓狂,你那个时候在场吗?"

爸爸的回答是"在隔壁房间"。

"为什么你不干预呢? 母女俩起冲突,你怎么处理呢?"

爸爸回应不干预的理由是母女俩都不听自己的,只好等她们自己消停下来。

作为治疗师,我需要利用本能的好奇,因此我要继续追问他们之间的差异:"妈妈,你和女儿争执的时候,为什么不请老公帮你呢?"

妈妈泪流满面:"他从不帮我,只会指责我做得不对!"

"那么,爸爸你为什么帮女儿不帮老婆呢?"我接着问。

爸爸一肚子气:"老婆不讲理,发脾气时谁都要让着她!"

原来,他们家存在这样一个模式:爸爸看到女儿闭门不出玩手机,气不打一处来,就会指责妻子做事不对,而妈妈一旦受气,就会打骂女儿,母女马上又打又吵,闹得不可开交。

有趣的是,尽管母女经常发生暴力冲突,女儿有事却只跟妈妈说,反而不理睬爸爸。

"好奇怪,爸爸明明是在为你讲话啊,为什么你不领情呢?"我问女儿。

可惜这孩子继续闷头不语。父母便详细描述起女儿是如何封闭自己,表示任谁说话,她都嫌烦的。

眼看着谈话又变成父母数落女儿罪状，而这根本无济于事，因为这一相同的模式，他们在家里已经一再重复。

女儿被逼急了，挤出一个字："烦！"

女儿说烦，背后的原因可能是父母过度的关注让孩子招架不住，可是父母往往意识不到，自己的"烦"其实是对孩子过度的保护。

因为，围着孩子转的父母，很可能是对夫妻关系绝望，只好一心一意伺候孩子，闭口不提对方。就像这个爸爸，他无力处理母女冲突，索性避开，而妈妈孤立无援，干脆只和女儿纠缠不休。

有意思的是，沉默的孩子对父母关系的描述竟然一针见血：他们每个人都要黏着我，每个人都要和我讲话，就连出门都是和我一起，他们俩从来没有两人一起逛街、散步或是吃饭。

一般来说，父母之间不亲近，却分别和孩子粘连，说明父母需要和孩子亲近来让自己感觉更舒服。但在真正的亲密关系中，双方是可以有自己的个人边界的，即他们会允许对方和自己有不同之处，可以尊重，甚至欣赏对方和自己的不一致。

成长中的孩子有个最大的特点——变化。这个变化不仅是样貌、情绪、言行等方面的改变，也有认识、思考、判断等能力方面的改变，孩子不再像小宝宝那样乖巧、那样依恋父母，而是逐渐有自己独立的思考和决定。

如果父母的情绪发育不成熟，他们就会极度需要安全感，而安全感往往来源于熟悉感。因此，父母会过分紧张孩子的变化，一旦孩子的表现跟他们想象的不一致，他们就会焦虑孩子的未来。例如，父母对孩子连续玩游戏、写作业不认真、成绩下滑等感到焦虑，这其实是父母忍受不了孩子变得和以前不一样。

聪明的父母会允许孩子发生变化。比如，孩子在一个时间段非常顺从、乖巧，在另一个时间段可能会暴躁、违逆。父母需要做的，首先是不要单纯地用"好"或是"坏"来评价孩子，而是接纳，甚至欣赏孩子表现出来的不同模样。

另外,父母需要合作来帮助孩子顺利度过成长期,而不是分别跟孩子亲近,让孩子感到自己必须对父母的情绪负责,这样做会让孩子很难发展自己,因为他们会感到孤独,不敢肯定自己的感受,反而会因为自己的不开心而心存愧疚。

如果孩子有各种负性情绪无法排解,不能在家庭关系中找到自己的位置,孩子就无法离家去发展自己,他们可能会用极端的方式来应对生活的压力,如拒学、缄默,甚至暴力、违法等。

因为,所有的成长都是为了离开,人类从呱呱坠地开始,就为离开原生家庭做准备。比如,高考就是一种成人礼,当孩子经历重大考试之后,就要离家独自开始新的生活。拒学的孩子拒绝的不是学校,而是拒绝离开家庭,他们缺乏离家的勇气和智慧,而父母也没有做好孩子离家的准备,所以他们虽然心里急得要命,但他们与孩子的各自为营的亲近,其实只会加剧孩子和家庭的纠缠和粘连。

那么,作为治疗师,我不能用父母的方式来跟孩子相处:

1. 我不评判她的言行和选择,请她自己决定要不要参与我们的谈话,她有自由去选择;

2. 不管她是否真的拒绝,该邀请的时候,我也不会忽略她的意见;

3. 我不能像父母那样去揣测她的心思,因为她有表达的权利,也有表达清晰的义务。

我对女儿说:"你可以继续这样的生活,不过如果一直这样下去,你会跟父母永远依偎在一起,你的生活可能会充满局限性;但是,如果你觉得人生可以有另外的活法,那你需要想想其他方法。这是两条路,你有自由且需要自己选择。"

女儿竖起两个手指。

我不能做她的翻译官,于是问:"对不起,我不懂,请你翻译一下,这是什么意思?"

没想到女儿亲自翻译了:"我选二,希望重新生活。"

接下来的第三次治疗,女儿加入了会谈。我们不仅讨论了未来的路,也讨论了家庭世世代代的恩怨情仇(由于隐私保护,内容不便透露)。

他们同意我用他们的家庭故事写作。这篇短文,我酝酿了两个礼拜,又熬了几天夜,洋洋洒洒写了数千字,总是感觉写不完,又怕写得不够好,甚至半夜向朋友、同学求教,请他们提出指导意见,可还是感觉忐忑,意犹未尽。

我想,这个纠结的写作经历可能是在告诉我:每个沉默的孩子,也许内心里都有无尽的呐喊,甚至背负着家族世世代代的伤痛和荣耀吧。

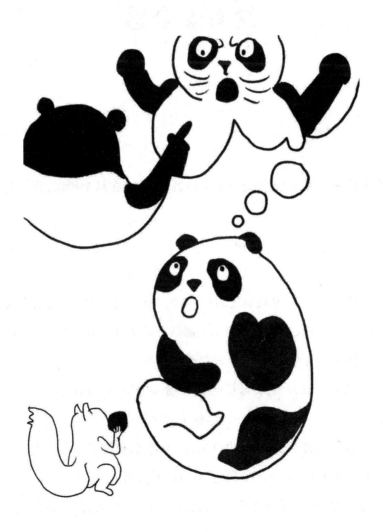

11 我没有安全感,是因为妈妈也没有安全感

"要不是有了我,我父母绝对不会结婚,我的存在是个错误,我在出生前就该死。"

听到这个妈妈的话,我的心揪在一起,十分心痛难过,不知道该怎么接下去。

这是个比言情剧还要戏剧化的故事:妈妈的母亲未婚先孕,娘家人带着她去县医院流产,妈妈父亲的家人组织大部队围追堵截。生下妈妈后,木已成舟,妈妈的父母尽管不乐意,但还是让她和爸爸结婚了。

没想到噩运从此开始,父母长期不和,弄得家里鸡飞狗跳,这个妈妈六七岁就要承担家务、照顾弟妹,还要安抚争执不休的父母。

十六岁初中毕业后,她就外出打工,抚养弟妹,也许是多年操持家务锻炼了她,她的事业很成功。唯一不顺利的,就是她的婚姻。

有意思的是,虽然妈妈说了这么多,爸爸却一直很安静,一副事不关己的样

子。就连七岁的女儿都看不下去,哭闹着说:"我不要上学,父母关系恶劣,家里没有温暖,妈妈没有安全感,我也没有安全感。"

妈妈也附和:"确实,我和她爸爸的感情很冷淡,这么多年,我也没有感受到温暖。"

一般来说,因为孩子不上学而来的家庭很容易谈孩子的状况,而极少主动谈婚姻。既然他们主动谈,我就邀请爸爸反馈一下母女的话。

只见爸爸慢条斯理,一开口就是检讨自己,然后他话锋一转,谈到了老婆没有抓好家教,两口子马上争执起来。我只好请他们暂停,看看发生了什么,是不是生活中也是这样各执一词?

好在父母领悟力强,承认夫妻之间确实长期有矛盾。没想到的是,女儿突然大哭大闹,夺门而出:"我不要听,我要出去!"

留下父母和我面面相觑。

原来,父母在上周预约家庭治疗时就已经离婚,女儿对父母婚姻心知肚明,也绝望至极,难怪她怎么也不愿听。

虽然父母离异,可是女儿不上学,非要爸爸陪,成功地让爸爸离婚不离家。

家庭治疗有个理论——代际传承,指的是家庭曾经的创伤、人际交往的模式、处世的方式都有世代继承的特点。这对母女都是不幸家庭的孩子,她们各自以自己的方式拯救父母、拯救家庭。

妈妈选择做家庭的小帮手,操持家务、赚钱养家;女儿选择做小病人,用的是哭闹、不上学等心理问题的方式。不知道是不是巧合,她们都是从六七岁开始帮助父母。

小帮手、小病人,这些都是父母和孩子之间的三角关系的表现形式。所谓三角关系,就是两个人之间的关系存在张力,引进第三者来缓冲。

父母如果在家庭里有解决不了的冲突,就会有意无意让孩子进入二者关系中。有时,父母会分别和孩子亲近来缓解张力。而孩子也会发展出一些莫名其妙的心理疾病，甚至是恶劣行为，来转移家庭视线。

还有两种亲子间三角关系的表现形式，分别是小恶魔和小情人。小情人，是指孩子通过和父母其中一方过度亲昵来安抚、照顾父母的情绪，而小恶魔就是无法无天的"熊孩子"，他们甚至会用违法行为来转移家庭视线。

正如这个家庭的夫妻，他们之间无法对话，只好分别和孩子交谈以达到必要的沟通，难怪孩子不让爸爸离家，死活要爸爸陪。孩子需要爸爸，其实妈妈更需要老公。有孩子牵绊的老公，即使离了婚，也几乎走得不太彻底。

这个家庭的爸爸出身贫困，生活完全靠自己打拼，本希望给妻女好的生活，却没想到反复被指责对家人不用心。他连家也懒得再回，没想到，离婚也不得清静，被女儿的症状紧紧抓住了。

不知道是不是因为妈妈从小感觉不到温暖，所以对人际的关爱尤其需要和敏感，而爸爸的家庭子女众多，成员间极少情感流露，更在乎如何在困难中求生。

人是很有意思的生物，很容易跟子女亲近，却跟自己恋爱婚姻的伴侣隔着层层大山。理由无非几种，其中之一就是"她（他）不听我的"，好像被拒之后，就会渐渐关上心里的大门，从此格外与孩子抱团。

不过，真的对伴侣失望也就罢了。

人在某种程度上是靠幻想度日的，尤其是在感情世界和人际关系里。

"要不是因为你……"这句话听着无害，但却有十分强大的力量，能让人一辈子被诅咒，受尽内疚的折磨。

12　妈妈的泪,就是我心里的痛

　　一个上高三的孩子突然抑郁,虽然在服药,但还是不能上学,害怕考试。父母带着孩子跑遍了各大医院,看过好几个心理咨询师,每次都是见不了几次,女儿就拒绝再去,今天能过来治疗,也是因为父母苦苦相劝。

　　父母连声催:"赶紧看医生啊,不看医生怎么能好起来呢?"

　　女儿拼命摇头:"没用的,没有好医生,也没有医生能看好我!我还是害怕考试,不能上学!"

　　我觉得她说的是实话,孩子害怕考试有很多原因,需要逐一分析。首先,从家庭生命周期角度来看,十七八岁的孩子正是准备离开家庭,开始独立生活的时候。不仅是孩子,整个家庭都处于一个变化、转折的阶段,如果孩子不能上学,势必会拖延他顺利离家的日程。

　　反过来说,如果孩子不能离家,也要看看家庭里发生了什么,有没有顺利度过这个家庭转折期。有时候,家人没有做好接受孩子成长,与父母分离的心理准备,或者孩子放心不下父母,记挂父母的情绪,这些都有可能让孩子离家遥遥无期。

另外，孩子害怕考试以至于不能上学，可能背后有过度关注成绩的父母，如果不能先解决父母的焦虑问题，那么，再好的医生往往也不能解决孩子的问题。

这个女儿便谈到自己担心成绩不好会让妈妈不开心。的确，当孩子背负父母如山的期望，却力不从心的时候，不去上学，反而可以避免失败。

可是，当事人往往不能理解，为什么父母的期望会变成孩子的压力。因此，我要制造差异，让他们多些反思，从新的视角去看待这件事情。

有个比较好用的技术是循环提问，当问到"家里谁最着急？"时，家庭成员之间的差异就出现了。有意思的是，爸爸承认自己最急，妈妈排第二，而这个答案被全家一致认可。

"为什么学习的事情女儿自己不着急，反而是你们更急呢？"

妈妈连忙摇头："其实我也能接纳女儿成绩不好，她考得怎么样都没关系的。"

我赶紧问女儿："你相信吗？"

女儿斩钉截铁地说："不相信！"

果然，当询问考得不好有什么后果时，女儿说妈妈会伤心。

我紧追不放："妈妈伤心的话，会怎么样呢？"

女儿说："会觉得对不起妈妈，妈妈的泪，就是我心里的痛！"

妈妈红着眼圈，娓娓道来。原来这是个全身心照顾女儿的全职妈妈，不仅白天为孩子操劳，连晚上也要陪女儿睡觉。有趣的是，妈妈一抹眼泪，女儿就坐不住了，立马递上纸巾，还起身抱着妈妈。

"妈妈只能和女儿睡，那么爸爸去哪里了？"

爸爸口才了得，说得头头是道，总结起来就是：家里楼上楼下有的是地方，他觉得没关系。

"可是，女儿怎么就变成妈妈的小情人呢？"

爸爸的解释是女儿身体不好，晚上需要陪护。妈妈也点头称是。

"可是，高三的女儿为什么变得和小宝宝一样，需要人如此照顾呢？"

果然，女儿连声叫屈："我不要她陪，可是妈妈非说她只有跟我才睡得着！"

每个只跟女儿睡的妈妈，都有对老公的绝望。谈话到这里，我需要扰动一下："爸爸，你怎么把老婆让给女儿的？要不要把老婆拉回来？"

爸爸想了想："我觉得我们家这种情况，都是因为家里一直没有树立我的权威，她们从来不听我的！老婆不听也就算了，女儿也不听！"

我一听就很着急，赶快纠正他："应该是女儿不听就算了，老婆不听才要命！你要让女儿听你的，就先要说服老婆啊！"

没想到一直低头不语的女儿突然抬起头："你说的对！"

"对在哪里？"我不能自作聪明，于是赶紧问她。

女儿回答道："你讲的有道理，要说服我，必须先要说服我妈妈！"

"是吗？为什么要说服你，就要说服妈妈？能说明白些吗？"

有意思的是，女儿低头不语。

我只好继续探索："有的孩子跟妈妈亲近，会觉得妈妈怎样都是对的，还有的孩子就是要为妈妈讲话，不管妈妈对不对，你是哪一种？"

女儿猛地抬头："你这是在挑起矛盾，都是你挑的！"

我很好奇："你觉得我挑起了什么矛盾？谁跟谁的矛盾？"

女儿干脆不说话了。

我只好问父母："你们知道孩子在说什么吗？为什么她说我在挑起矛盾？"

爸爸连忙打圆场，妈妈小心翼翼问女儿："我不懂，你在说什么？"

虽然女儿不开心，可是我不能放过这一问题，便对爸爸妈妈说："是啊，我确实问了很多为什么，可是你们觉得我哪句话挑起了矛盾？挑起什么矛盾呢？为什么你的孩子要反对？她是在保护谁？"

妈妈突然抹起眼泪："我和老公的关系确实不好。"

看到妈妈流泪，女儿顾不上生气，再次递上纸巾，轻轻抚摸妈妈的后背。

是啊,对老公失望的妈妈只能和孩子待在一起,时间久了,孩子容易成为妈妈的贴心小棉袄。可是,放不下妈妈的孩子在心理层面和妈妈难分难舍,妈妈的情绪就变成孩子的情绪,妈妈的泪就变成孩子心里的痛。

这样的孩子往往不能发展自己,很难在成年阶段顺利离开家庭,进而开展自己的生活。他们常有的一个表现就是:很难继续学业,对外面的世界也越来越不感兴趣,甚至发展成抑郁症病人。

父母如果对孩子不能上学百思不得其解,不妨先反思一下:自己做了哪些努力,成功地把孩子留住了。

一般来说,家长出现过度教育、宠溺、责打孩子等言语及行为,甚至焦虑、忧郁等情绪反应,都反映了父母对孩子的过度关注,这往往也成为牵绊孩子向外发展的阻力。

当家庭把全部的注意力都放在孩子身上,其实暗示了夫妻关系乏善可陈,一方甚至可能对另一方绝望透顶。

和孩子相依为命的妈妈是绝望的,她的身边还有个同样孤独、绝望的爸爸,只是视孩子如珍宝的父母往往对伴侣视若不见。两个孤独的人虽同在一个屋檐,却不能抱团取暖,这背后一定积攒着多年的矛盾、失望,甚至是愤恨。

家庭治疗需要探讨本该为一体的夫妻,为何变成两个熟悉的陌生人?妈妈流着泪说:"一直都指望不上他,他总是啰里啰唆,给家里带来负能量。"

听到这样的评价,爸爸必然心里不舒服,他紧张地望望母女,解释了起来。他说了一些很有道理的话,却不知每一句都把老婆推得更远。而妈妈也不知道,老公唠叨、爱讲大道理,是因为长期被老婆冷落和忽视。

爸爸说的话并非没有道理,只是爸爸不明白,一个人总说对的话,会显得很闷很无趣。

一方说话越是没人听,越是要反复说,越是要说,越是没人搭理,甚至还会暗暗责怪对方多此一举,这就是家庭关系的相互性和互补性。

　　人很容易看到别人的短处,却不知道自己对其他人也产生影响,因为人的言行、想法、情绪,常常不是一个人的心血来潮,而是针对身边的人际互动所做出的反应。

　　救女儿,就要先救父母,尤其是救他们的婚姻关系。尽管女儿口口声声说没有医生能够看好她的病,可是对于父母关系,她还是十分关注。虽然她一直没有解释我到底挑起了什么矛盾,可家庭治疗要做的,就是让她明白自己是怎么做了父母婚姻的"第三者",怎么卡在父母关系里,变成了妈妈的小情人。

　　而父母也需要明白,他们是如何把婚姻关系经营到这一步的,他们的关系恶劣有没有影响女儿,以至于女儿那么担心我挑起矛盾。一次的治疗时间太短,我们就约好了下次再谈。

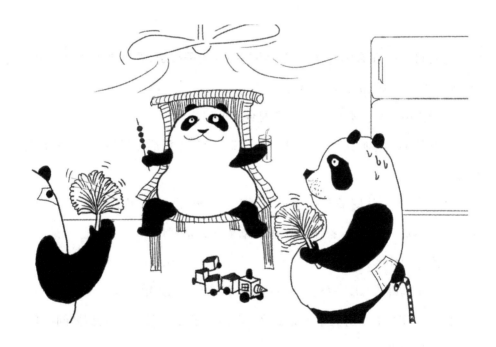

13　我总是为了妈妈, 跟爸爸打架

　　这对母子一进治疗室, 妈妈就滔滔不绝: 儿子头晕, 看不进去书也不能上学, 脾气还不好, 抑郁住院了, 等等。

　　儿子连声反驳: "不是那样的, 不是你讲的那样。"

　　妈妈仿佛没有听到, 自顾自继续讲, 每一句都是控诉儿子不听话、发火, 还玩游戏。

　　儿子火了, 他从椅子上跳起来, 在治疗室里转了一圈, 想了想停了停, 换到了更远的沙发坐下, 说道: "你尽胡说, 我看到你讲话就烦!"

　　我问他烦什么。

　　他说妈妈讲话态度不好, 还无中生有, 说话不给别人留余地。

　　家庭治疗师需要对关系十分敏感。既然儿子提到别人, 我就需要问清楚: 这个别人指的是谁?

　　十六岁的儿子很有礼貌, 虽然气不打一处来, 倒也讲得很明白: "妈妈讲话太啰唆, 声音也大, 骂的都没有道理, 还喜欢把以前的事情翻出来碎碎念, 我爸爸也讨厌她这一点。"

我对儿子讲的最后一句"我爸爸也讨厌她这一点"很在意，因为这句话可能暗含了家庭的三角关系。

所谓三角关系，指的是两个人之间的关系有张力，就会拉第三个人进来缓和紧张关系。在家庭里，如果夫妻关系不和睦，很容易让孩子卡在夫妻之间，此后夫妻很可能分别和孩子做伴、结盟，以尽量减少夫妻冲突，缓解紧张关系。

而孩子往往也会有意无意地亲近父母，来缓解父母之间的张力。通常情况下，孩子更容易和妈妈抱团，为妈妈打抱不平。

可这个家庭里的儿子说爸爸也讨厌妈妈啰唆，这是否表明夫妻之间有冲突，儿子通过指责妈妈，来间接帮助爸爸呢？

没想到，母子俩提到爸爸都连连摇头，妈妈说老公脾气坏，但是夫妻关系还好，就是儿子不省心。

儿子气得要命："你们经常吵架，每次都说因为我，明明是你们自己要吵，非说是因为我没考好。"

家庭治疗需要对家庭成员的互动关系感兴趣，尤其是话里话外不经意流露的、与家庭关系相关的细节，更是要留意。

这也是家庭治疗师提问的切入点，因为家庭治疗的着重点是成员之间的关系，看看他们通过怎样的互动维持了心理症状。比如：孩子头昏，不能上学，父母可能会有相应的处理方法，如带孩子看医生，去学校和老师交流，夫妻之间的交流和沟通也可能会更多地围绕孩子展开，甚至还涉及家务的安排、工作的调整等。

如果父母因为孩子的问题而互相埋怨、指责，那么不但没有解决问题，甚至还可能让问题迁延、扩大。另外，这也显示了夫妻感情不成熟，两人无法合作，不能够理性处理问题。

因此，儿子的话似乎表明成绩和夫妻争执有联系，我便需要问清楚，同时也要让他们明白,这两点究竟有什么关系。

妈妈说老公看到儿子成绩不好就会动手打儿子。

没想到儿子坚决否认:"我爸爸从没有真正打我,他顶多是吓唬我,就是因为你在旁边拉,他才生气打我,你越拉,他打得越狠,也说我考不好是妈妈惯的。"

妈妈根本听不进去:"不是这样的,你爸爸下手打你没有轻重,我心疼,当然要拉。"

母子俩各执一词,谁也说服不了对方。可是,他们的叙述里反映了父母的关系,比如爸爸打的是孩子,其实至少有三分之一是在打妈妈,他觉得老婆没有带好孩子。而在这背后,夫妻之间有没有其他冲突呢?

妈妈护着孩子,某种程度显示了她不信任老公会像自己那样爱孩子,也不信任父子之间的亲情和默契,哪怕孩子认为爸爸只是吓唬自己,她可以选择充耳不闻,这与她的夫妻经验有关系吗?在她的经验里,老公做了什么,让她觉得他不值得信任?

我决定从这个方向探索。当然,我要先看看母子的互动,再寻找适当的机会去讨论。

看到妈妈坚持己见,儿子又急了:"从我小时候爸爸就打妈妈,以前我是恨爸爸帮妈妈的,可是她骂人没道理,不尊重事实,只讲自己想讲的,我实在看不下去。"

我赶紧问妈妈怎么看待孩子的话。

妈妈很难过:"他爸爸打他,我当然要拉,他也打他爸爸的。"

儿子伤心欲绝:"有一次爸爸本来是打我的,因为妈妈拉架,爸爸就误伤到她,眼睛都被打青肿了,我看到妈妈挨打,当然火了,就打了爸爸一巴掌。"

不知道当时发生了什么,本来是爸爸教育儿子,结果变成一家人打成一团。只是苦的是儿子,他见不得妈妈受委屈,可是又担心爸爸,因为说服不了爸爸,于是就费力想管住妈妈的言行,偏偏妈妈不理解,母子俩差点反目成仇。

儿子哭了:"我每天都担心他们在家争吵打架,想到爸爸又要骂妈妈就头痛。而在学校就焦虑成绩,害怕考不好,越想考好越是看不进去书。"

确实,学习是自己的事情,如果一个人的大部分精力放在焦虑父母上,哪里有精力管好自己的学习呢?

别说儿子头晕头痛,看着这对母子争得不可开交,连我听了都头疼,不知道怎样能够让妈妈明白,儿子的病,某种程度上是担心父母的结果。

孩子为父母操心,一定程度上也是因为父母情绪不成熟,需要孩子照顾他们的情绪,对他们来说,自己的情绪稳定是建立在孩子顺从、乖巧、聪明和可爱上的。

那么,孩子为了让父母开心、情绪稳定,可能会压抑自己的真实想法、冲动、理想等,通过做父母喜欢的事,来满足他们的需求。

孩子还有一个特点是,如果父母不开心,他们可能会认为是自己的错,觉得自己改好,父母就会开心,就会爱自己。

果然,儿子连连点头:"我从小就害怕自己考得不好而让他们吵架,所以就一直努力学习,可是高中学业难,实在不好学,每次考得不好都怕得要命。"

可是,父母一般不太理解,为什么自己那么重视孩子的学习,结果却事与愿违。

"我每天回家最怕的是家里气氛不好,害怕他们吵架,又怕他们问我成绩,越怕越学不好,越学不好就越害怕,晚上都睡不着,急得头昏。"也许这个儿子的话能为很多父母解惑。

妈妈坐不住了,急不可待地追问:"就是因为你头晕,所以带你来看医生啊!我们为你做了这么多,你还发这么大的火!"

有意思的是,妈妈回应的不是事件和原因,而是孩子语句里的情绪。而她自己也是以情绪宣泄的方式,并且用一种为自己争辩的语调来进行回应。

当问到是不是感觉被冤枉，妈妈愣了一下，瞬间眼睛就红了。原来妈妈幼年家贫，只上到二年级就回家干活，尽管不情不愿，她还是帮助父母带弟妹。

那种被剥夺的感觉一直缠绕着妈妈，也许这可以解释妈妈在人际关系里，常常更在乎别人的情绪，因为有这种成长经历的孩子，往往对别人是否误解、冤枉、轻视自己更为敏感。

虽然妈妈文化程度不高，可是谈起老公，倒是有自己的看法：老公很暴躁，出手很重，这可能和他的父母一直打架有关，他从小目睹太多暴力，他父亲也是这么打他母亲的。

听到妈妈这样说，儿子第一次没有反驳，倒是忙着为爸爸辩解："他打我都不疼的。"

更有意思的是儿子给妈妈的建议："爸爸骂我，你应该帮他，而不是帮我。"

这对母子让我印象深刻，他们看似不经意的谈话，竟然涉及了两个重要的家庭治疗理论，妈妈谈的是家庭创伤和家庭模式的代际传承，而孩子谈到的是三角关系的重点：夫妻需要合作，才能管教孩子。

可在家庭里，如果这些道理只是一个人知道，而其他人不赞成，这对家庭来说也是无用的。家庭重要的是如何合作，如何求同存异。

我们约好下次再见，并且下次要请爸爸过来一起参与访谈，他们欣然同意。

14　我是班上的定海神针

"我比老师还操心,晚自习老师不在,我不说下课,同学们都不敢动,连老师都说我是定海神针!"

听到这个不能上学的女孩如此介绍自己,我很惊讶。原以为不能上学的孩子可能在班级里有各种不适应,没想到,她竟然是老师的行政助理。

可是,她为什么不能上学了呢?

"太累了,一直以来,我都假装自己很好很乖,不过我实在撑不下去了。"女孩是这样回答的。

为什么假装自己很好很乖呢? 女孩的话很奇怪。

家庭治疗强调人际关系,所以我要循着关系的脉络去探讨:"你的假装,主要是演给谁看呢?"

女孩不假思索:"给妈妈看,也给老师、同学看!"

原来,女孩从小装着爱学习的样子,不仅在家,在学校也是如此。因为这样会让家里太平,别人也会喜欢她,比如:妈妈会放心,老师也会以她为标兵,号召全班同学向她学习。

可是,为何养成这样的习惯方式呢? 女孩自有缘由:从小怕妈妈不开心,唯有好成绩才能让妈妈开怀,所以哪怕自己困得要命,也要装出勤奋的样子,不然妈妈看到自己睡懒觉或者没有学习,她肯定会焦虑,还会催促骂人。

我赶紧看妈妈,却见妈妈红着眼睛连连点头:"确实,女儿不复习功课,我就会着急。老师也要求家长督促孩子,再说同事都盯着孩子学习。只是没想到,女儿突然就不能上学了。"

"妈妈管女儿学习,那么,爸爸呢? 他也管吗?"

没想到母女俩异口同声:"指望不上!"

爸爸急了,连忙争辩,开始数落起家长里短,却被母女连声否决。女儿又补了一刀:"你根本就没管,再说了,就管过那么一两件,还好意思拿出来说。"

不知道爸爸一个人舌战母女俩会不会力不从心,却见爸爸继续争辩,很快治疗室就分成两派,各说各的,一方越举例证明,另一方越不认同。

看着他们你来我往,我想这也许就是他们家庭的一种舞蹈。

家庭的舞蹈,就是家庭成员之间的互动模式。跳舞讲究的是配合,总是你进我退,你举手我抬胳膊,你弯腰我放低身段。一个家庭的运作,不管是什么模式,一定是互相配合的结果。

那么,他们这样各执一词,而且女儿只帮妈妈说话,这样的舞步搭配是怎样形成的呢?

女儿解释道:"从小我和妈妈相依为命,爸爸工作忙,就是赚钱养家的,妈妈操劳多,我更懂妈妈,妈妈也更懂我。"

妈妈红着眼圈,频频点头。

有这么一个特别会说的女儿,妈妈确实不需要亲自出马。很快,场面就变成父女俩的辩论赛。

我静静地看着父女言语往来,却见他们也不恋战,点到即止。

爸爸扭头跟我解释起他是怎么为家庭着想。而女儿摇头冷笑一声,干脆不言不语。

我很好奇爸爸的举动,于是问他:"为什么你不跟老婆解释,明明是你跟她过日子啊,你们谈过这些吗?"

没想到,他们都不说话。

我不要放弃,就请他们谈:"你们没有交谈吗? 为什么,是谁不要谈吗?"

现场一片沉默。

还好,妈妈打破僵局:"跟他谈没用,他都不着家,指望不上!"

女儿也连连摇头。

爸爸满脸委屈,又想争辩。

这就是这个家庭的模式,每个人都有自己的观点,凑起来,恰恰组成一个相互牵制、相互影响的家庭模式:一个说靠不住,另一个连声叫屈,剩下一个选边帮腔。

他们的互动也让我明白,妈妈之所以需要孩子有好成绩,是由于和老公争执不仅争不出个结果,反而让自己生气。看到女儿在努力学习,至少心里有个安慰:女儿还是很乖、很上进的。

其实,妈妈说靠不住,也未必代表爸爸真的忽略了家庭。真实的情况常常是:当妈妈的情感没有被爸爸回应,爸爸做再多的事情,妈妈也未必感觉到被关心和爱护,自然会觉得老公只顾忙他的,离自己很远。

也许是现代女性多有独立职业,婚姻这个千百年来以门当户对、经济保证为基础的联结,逐渐变成以情感至上。

女性对情感的需求往往更直接,偏偏嫁的是个"直男"老公,常常不理解妻子要求的不仅是经济保证,还有情感的陪伴和呼应。

也许是男人生命里缺少了一门情感功课,因此呼应妻子的情感需要对他们来说恰恰是个难题。妻子的九曲心肠也往往让男人百思不得其解,甚至望风而逃。

如果说男人的"外遇"是工作,女人的"小三"往往是孩子。

也许,女性天生和孩子更亲近,而很多爸爸在孩子出生后,也感觉被家庭边缘化,好像多了个孩子,却丢了个老婆。久而久之,爸爸也习惯母子亲近,索性把孩子交给对方。

如果是很年幼的孩子,一直和妈妈亲昵也没什么问题,只是孩子渐渐长大,继续和妈妈亲密无间,便会很容易感知妈妈的情绪,把妈妈的情绪当成自己的,变成妈妈开心,我也开心,妈妈难过,我也难过。

一个人必须有独立的思考,才能评估世间的因果、善恶,做出自己的抉择。人的情绪也需要独立,否则就会变得特别敏感、冲动,做事情不能够理性思考,其中一个最大的问题是无法适应社会,因为他们很容易淹没在对方的情绪当中,无法分辨情绪和思考。

实际上,有的孩子不是真的得罪别人,或者被人欺负,而是他一直在"扮演自己",以一个自认为别人期待的样子出现在旁人面前,如同戴了个假面具,掩饰了自己的真实需要。

就像这个女孩,她那么优秀、能干,可是,那其实不是她。她只是害怕妈妈失望,所以不得不一直扮演一个优秀学生的角色。

做不了真实的自己不仅痛苦也很辛苦。时间长了,可能会因为心理耗竭严重而崩溃。

要救女儿,就要先解除捆绑她的角色,而要解除角色,就要先支持妈妈,呼应她的情感需要,这往往又需要爸爸挺身而出。

这也是孩子出了问题,首先要见家庭的原因。看看孩子的问题是否卡在父母的关系当中,而父母应该如何搭档,才可以更好地帮到孩子。

15　拿刀割手的快感

　　漂漂亮亮的小女孩，一副我见犹怜的样子。只是她不能举手抬足，因为指头、腕部、手背全是新旧不一、交错层叠的刀疤。

　　问题是，这些刀疤都是她自己的杰作。

　　女孩偷偷拿刀划伤自己，这种情况已经有好几年了。她每次都划得恰到好处，不深不浅。看着鲜血一滴滴从伤口缓缓渗出，女孩竟然有一种残酷的快感，似乎心里的烦恼、忧伤，也能够随着血流而释放些许。

　　只是，最近这一次划得太深，血流不止。老师通知了父母，这才送医。

　　父母面面相觑："女儿上初一的时候就有割手的习惯，我们只是一直让她不要割，不知道这是心理疾病。"

　　话音未落，女儿就嚷起来："我是五年级开始割手的！"

　　父母连忙哄女儿："是的，是的，那个时候就有了，我们没注意。"

　　的确，孩子偶尔出现一些刀痕，父母绝大多数时候会忽视，以为是小孩子闹着玩弄的。其实，这是一个很严重的精神症状——自伤。

自伤,通常是抑郁的表现之一,结合女儿的其他症状,医生的诊断是"青少年抑郁障碍",还给她开了药物。

那么,好端端的孩子,为什么会抑郁,甚至还割手呢?

女儿自己也说不出所以然:"觉得孤单、无聊,就割手了,割完会感觉好一点点。"

父母对以前打骂过孩子很自责,但是他们纷纷保证最近都改了。

尤其是爸爸,之前为了生计早出晚归,现在一有时间就回家陪女儿,连网络游戏都学会了,就为了讨女儿欢心。

说着说着,爸爸不停问女儿:"对吧?"

女儿也懂事地依偎着爸爸,偶尔跟爸爸撒娇,咬他的耳朵玩。

妈妈也说女儿跟爸爸更亲近,尤其是这几个月,爸爸对女儿更加宠爱。

"是啊,父母都改变了,女儿为什么前天还要割手呢?因为什么不开心呢?"我赶紧问她。

女儿说学校无聊,特别不想上学。

一般来说,青少年抑郁障碍的表现首先以情绪变化为主,比如:情绪低落、缺乏兴趣和动力,甚至反复无常地发脾气。因为青少年处于学业期,因此另一个主要症状是意志行为的变化:拒学、拒绝人际交往,甚至不服管教、和他人产生对抗冲突。

还有一个被普遍关注的症状:孩子的学习态度、学习能力、学习自信心的负面变化。

因此,父母带孩子就医时,学业问题往往是个非常重要的话题。

如果从学习压力角度来看,大部分孩子都会面对类似的压力。只有小部分会出现抑郁症状,这一小部分便需要从心理社会家庭的角度来系统分析。

父母连忙辩解:"我们对孩子的成绩没要求!不管考什么样,我们都接受。"尤其是爸爸,他特意强调:"只要孩子身心健康,一切都好!"

我连忙看看女儿，果然她早就跳起来："不是的，你们以前打我，还逼我补习！"

父母只好满脸堆笑，不停跟孩子商讨："我们现在没有逼你了吧，对不对？"

女儿一歪头，指着爸爸说："哼哼，小心我晚上收拾你！"

爸爸好脾气地认怂："是的，是的！"

看我一头雾水，妈妈解释说："女儿讲的是晚上回家打游戏，爸爸水平太差，打不过她。"

而女儿已经依偎进爸爸的怀里，两人不停地窃窃私语。

"为什么女儿只跟爸爸亲近呢？"

爸爸的解释是妈妈脾气急，喜欢打孩子，母女俩经常又吵又打。

虽然爸爸说的是母女冲突，但是女儿早就倒向妈妈的怀里，和妈妈悄声细语起来，母女俩有说有笑。

我问妈妈怎么看待爸爸刚刚说的话，妈妈擦着眼泪："确实，我的脾气暴躁。"有意思的是，女儿又拉住爸爸，不停和爸爸撒娇。

我只好请父母停下："你们有注意到吗？你们的孩子好像不想让你的另一半听你讲话。"

妈妈首先同意："她是怕我们吵架。"

"是吗？你妈妈讲的对吗？"

对于自己的打岔，女儿是这样解释的："我想缓解气氛，我怕空气安静下来会尴尬。"

好奇怪，父母之间发生了什么，会让孩子觉得需要她来缓解气氛呢？

妈妈连连点头："其实我和她爸爸关系不太好。"

有意思的是，女儿这个时候又翻出手机跟爸爸聊了起来："这个口红是你给我妈妈买的。"

我只好再次请父母停下来，谈谈怎么看待女儿的打岔。

爸爸不置可否，妈妈红了眼睛。

女儿很痛快，马上承认："我就是不想让他们两个讲话。"

父母俩一个说对方脾气不好，另一个觉得对方总是埋怨自己，总之，话不投机半句多。而女儿也心领神会，总是两头帮腔，跳来跳去，自己的事情却只字不提。

她解释道："我对自己在做什么毫不关心，总是在意别人的感受和想法，害怕别人不开心，谁的情绪不好，我都想要去干涉。"

女儿的这种情况，是自我分化程度太低的表现，她不能区分情绪和理智，做事情要么过分情绪化，要么不能坚持自己，总是被他人影响。

女儿渐渐变成"读心师"，难怪在学校待不下去，因为她每天都过分警觉：别人怎么看我，会不会特别看不惯我？那些表情或者语气，会不会意有所指？

如此，学校生活会过分消耗自己的能量，并且，如果自己先对别人的一举一动、一言一行有了预期，那么收获的往往会是失望，因为别人的所做所想很难完全遵从你的意愿。

反复的失望可能会导致绝望。为了避免绝望后的空虚无助，很可能会出现逃避行为。对很多拒学的儿童和青少年来说，他们不是拒绝学校，而是害怕内心深处的孤独、无能和无助感被激活。

最糟糕的是，有时候父母很享受孩子的照顾，需要孩子懂事、会照顾人，却不知道孩子渐渐放弃了自己的生活。

每个家庭都不一定完美，理想的婚姻可能存在于童话里。虽然说做不了好夫妻，但也可以做个好父母。有时候父母能够分清现实和理想，尽管面和心不和，却能极力维系家庭。

可是，孩子明明对父母婚姻状况心知肚明，却还眼巴巴地盼着父母情绪稳定，婚姻美满，甚至牺牲自己，不惜以心理疾病的方式和父母纠缠一生。

很多女儿明明年纪渐大，却越活越幼稚，最后连言行都变得幼儿化，看上去是跟爸爸撒娇,其实是霸占了爸爸的全部注意力。

家里有个要拿刀割自己的年幼女儿,这简直让人操碎了心,爸爸当然要尽早回家。而女儿永远长不大,只能待在家里,对什么都不感兴趣,这样往往会毁掉自己的人生。

都说女儿是爸爸前世的情人,但在很多家庭里,女儿更像是爸爸今生的恋人。爸爸看女儿,常常是越看越可爱。

只是,女儿越可爱,老婆可能就越可憎,爸爸越听女儿的话,可能就越不理睬老婆。

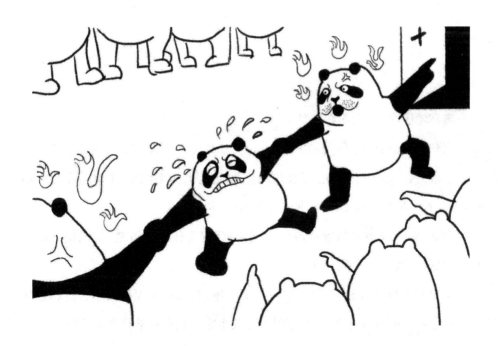

16　情绪失控的高三男孩

离高考还有20天,男孩突然不想上学了。

遇到这种情况,最着急的通常是父母。于是父母托人,要求见家庭治疗师。

一般而言,很少有家庭主动要求见家庭治疗师,更多的是,家庭会像送修4S店那样,希望找个心理治疗师,把孩子修理好,再带回家。

那么,对于同意来做家庭治疗的家庭,就需要仔细问清楚,他们是怎么考虑,又是如何做出这个决定的。

父母通常焦急万分,在电话里就滔滔不绝,自然一见面就恨不得能和盘托出。而十八岁的男孩沉默半天,慢慢吐出几个字:"其实我觉得可以不来的。"

那么,他们是怎么决定见治疗师的呢? 决定的过程往往值得反思和回味。

有时候,家庭认识到一家人的沟通、处事方式实在难以合拍,甚至是争执吵闹,都有可能来见治疗师,想寻求外援的帮助。

也有的时候,家庭接受医生、老师、亲朋好友的建议,领悟到家庭关系与心理症状的联系,希望改变彼此之间的关系,所以来见治疗师。

而这个家庭看起来是因为孩子不要来见治疗师,父母只好一同前来,希望能够求得真经,修理"熊孩子"。

那么,我就需要继续探究家庭成员各自的需求以及对问题的看法。

爸爸说孩子其实成绩不错,但是在重点班排名不拔尖,最近突然不想去学校,怕见到老师和同学。他还提到夫妻俩有些焦虑,这可能对孩子也有影响。

妈妈说老师特别重视成绩,孩子最近没有进步,害怕老师批评,虽然老师没有批评,但是老师要求确实很高。

儿子却斟酌半天才提出要求:"我知道你们做心理治疗都是先填表,所以先写的话比较好。"

当我问孩子为什么想到先填表的时候,有意思的事情发生了,父母迅速接过话茬,解释起来:"孩子表达能力不行,说不好,所以需要写。"

我赶紧看孩子,却见他斯斯文文,丝毫没有表现出被打断的不爽。而父母这边已经前因后果说了好几轮。

可是我不能只听父母,就问孩子:"你有听到父母说的吗? 你怎么看待他们说的?"

相同的一幕继续发生,孩子迟疑片刻,慢慢吞吞地说:"也不是的。"

那边爸爸又接过话头解释起来,妈妈也见缝插针,补充了很多细节。

有意思的是,妈妈认为爸爸回家少,对儿子了解不多,有些事情不是他说的那样。

爸爸当然不同意,很快夫妻俩就各执一词。

看着儿子在旁边摇头,欲言又止,我索性打断父母,请他们听听孩子的想法。

儿子说在家也这样争。

父母连忙否认:"没有没有!"

很快,麦克风又回到父母手里,孩子继续斯斯文文地旁听。

看起来,他们家的模式好像是父母不相信孩子能够讲明白,也不太相信孩子讲的话,而孩子竟然也不反驳。

我决定挑战下家庭的模式,就问儿子:"你觉得他们了解你吗? 你决定让他们替你说吗?"

儿子连忙摇头:"他们不了解我的。"

不过,儿子的说法也很有意思,他把自己在班级名次不能上升的困难解释为"爬泰山"。看我一脸疑惑,他又加一句:"你们做心理的,是懂的。"

我只好跟他坦白:"说实话,我不懂,你不要欺负我没有去过泰山,说明白一点,可以吗?"

父母赶紧催孩子:"你说明白点,不然老师不懂。"

结果,儿子还是没能把话讲得痛快明白,依旧是父母抢着解释。

父母比孩子着急,有时候是因为父母容易承担更多责任,自然就会做得太多。

而家庭却是个奇怪的存在,往往和跳舞一样你进我退。相应地,父母越能干,孩子可能越无能;父母越着急,孩子越可能漫不经心。

当然,这也可能是一种焦虑的表现,就像爸爸说的,也许父母的焦虑会影响到孩子。

可是,父母的焦虑如何影响到孩子呢?

情绪的特点,首先就是传染性,即情绪会在人与人之间流动,就像一只受惊的羊,会迅速扰乱整个羊群。

当焦虑的情绪从一个人传给另一个人的时候,传递焦虑的人通常会稍稍松口气。

而接受焦虑的人,也可能有意无意再将焦虑传递出去。他们不一定只是利用语言,有时候也用表情、行为、姿势等方式,比如絮叨、搓手、挠头、皱眉、叹气、落泪等,这样的举动有时会让旁观者或者团体里其他成员看在眼里,急在心里。

这样,焦虑就达到传递的目的了。

只是如此一来,焦虑就变成烫手山芋,在一个团体里来回传递,最后很可能让所有人都焦躁不安。

果然,当儿子被问到父母发生争执自己是什么情绪时,他闷闷不乐地回答:"很烦,很矛盾。"

父母百思不得其解:"我们在家各忙各的,怎么会让你烦?"

儿子干脆闭口不言。

我继续邀请儿子说话,他谈起了自己在学校的情况。原来他会害怕老师误会自己不认真学习,担心老师的表情、语气是在批评自己。

当问到是不是在意别人的评价时,他很干脆地解释:"只是对一两个敬佩的老师会这样。"

一个人对外界的看法以及他与外界的相处模式,往往来自原生家庭。在乎敬佩的老师,那么,也会在乎家里人对自己的看法吗? 会是谁呢?

孩子这次很痛快地回答:"爸爸!"

原来,爸爸看到孩子成绩进步不明显,就忍不住要提供帮助,对这一点,儿子的评价是:"有时候他会添乱,我要做数学,他让我看英语。"

那么,儿子的拒学和对成绩不满意,是爸爸干预太多的结果吗?

现代心理学讲究系统观,对因果关系并不那么执着,反而强调循环因果,即任何事情都互为因果,很难认定一件事的发生一定导致了某个后果,但不同事件之间会互相影响,形成循环因果。

既然是家庭会谈,那就要看看家庭成员之间是怎样的互动和互相影响,维持了这样的局面。因为在一个屋檐下,全家人的言行都是互动的结果,而不是一个人心血来潮。那么,我需要问妈妈:"爸爸帮孩子,你怎么看,你觉得他的帮助有用吗?"

妈妈连声抱怨,她认为爸爸太焦虑,经常不在家,不懂孩子的事情。

爸爸不同意妈妈的话，于是，两个人一来一往，各说各的道理。

我瞬间明白为什么儿子经常吞吞吐吐，父母争执时会感觉很烦很矛盾。

父母发生争执，孩子最为难，帮谁都是对另一个人下狠心，倒不如装聋作哑，反而可以避免矛盾升级。父母往往不知道，孩子之所以慢半拍，可能是想保护父母。

父母哪里看得下去孩子笨嘴笨舌的样子，他们当然要帮忙，偏偏越急越乱。

而孩子在意识层面，往往也不认为自己是在操心父母，他们可能只是本能地回避冲突，却不知道自己的行为恰恰维持了家庭的平衡：父母越能言善辩，孩子越惜字如金；一方越心急火燎，另一方越气定神闲。

事实上，这些家庭成员之间的互动不仅反映了家庭的阴阳平衡、相互制衡的关系模式，也反映了家庭成员处理自身情绪的方式。

如何处理自己的情绪，是家庭的重要课题和功课，心理学家鲍温将之命名为"核心家庭情绪系统"。他认为这一系统是夫妻结合以来长期磨合的结果，而夫妻处理情绪的方法也会影响到他们对孩子的管教，甚至影响孩子的性格形成。

当然，如果夫妻处理情绪的方式不适当，有时候也会制造问题，这些不适当的方式主要有四种：

1. 保持距离：太亲近可能会缺乏空间和余地，为了避免冲突，不如减少互动，维持安全的距离。

2. 婚姻冲突：夫妻之间的差异长期未能处理，可能会产生冲突、争执。

3. 夫妻其中一方生病、丧失某些功能，相应的，另一方可能会变得更加坚强有力。

4. 夫妻发生冲突，关系冷漠、僵化，若无法处理，可能会把夫妻之间的问题投射到孩子身上，变得格外关注孩子的学习、言行、恋爱婚姻、身心疾病等。

那么，当家庭成员出现心理问题的时候，就需要从这几方面去探索：

第一，看看他们到底卡在哪里，他们的互动模式与心理问题是否有关。

第二，看家庭的情绪系统的主要成分——焦虑以及焦虑的来源，到底是来自现实生活中的压力，还是源自夫妻各自原生家庭的生命体验，因为从小到大的成长环境、互动模式，很可能被我们复制、继承，家族的痛苦、荣耀等记忆，如同文化烙印，也会世代相传，进而塑造下一代处理情绪的技术和能力。

第三，邀请来访家庭讨论，有没有可能尝试新的互动模式，如同皮之不存，毛将焉附，当维持心理问题的互动模式被瓦解或替换，心理症状的土壤也将不复存在。

当然，我也有其他思考。比如，儿子的反应也很有趣，说话要么吞吞吐吐，思考许久才要求填写表格，要么惜字如金，使用"泰山"做隐喻，不知道是担心说话太直接会伤害父母，还是多年家庭舞蹈让他觉得少说更妙。

也许他有其他的理由，哪些与学校、社会相关，哪些与原生家庭关联，这是需要继续讨论的。

一次治疗的时间太短，根本不够谈论家庭的过去和现在，我就邀请他们下次再来。有趣的是，儿子想了想说："我马上要考试了，不太确定下次要不要来，如果我不来，你可以和我父母谈吗？"

我当然答应："没问题！"

好在父母非常有领悟力，爸爸连声答应："反正我会继续谈的！"妈妈也重重点头。

17　我们不是亲人,是仇人

虽然是为十二岁的儿子来预约家庭治疗,但是因为儿子不同意来做访谈,夫妻只好自己过来。

一进门,妻子未语泪先流:"我知道我们夫妻争吵打架,对孩子影响不好。"

"那就谈谈你们吵了什么,发生了什么,非要那么激烈地对待彼此?"

我话音未落,妻子更加激动,怒斥起丈夫的各种不是。丈夫不甘示弱,连忙反击,为自己争辩。

治疗室里变成他们二人的战场,我只能静静地观看。

他们俩旗鼓相当,一个连声说对方是傻子,什么都不懂,全家都傻! 另一个连忙使出杀手锏:"你们全家都是神经病,脑子不好!"

于是一个哭一个喊,治疗室里乱成一团。

我只好问他们:"你们来,究竟希望我做什么?"

难得他们异口同声:"给儿子看病!"

好,那就谈儿子怎么了。

没想到,不谈还好,一谈又是互相指责。爸爸说是妈妈惯的,什么都以小孩为中心,妈妈说是爸爸惯的,要钱就给,没有原则!

一个说的时候,另一个连忙向我解释,看起来,他们讲话的模式是完全不要听对方的。可奇怪的是,他们虽然是在跟我解释自己的事,其实每句话的内容分明都是在说给对方听。

妈妈的理由是儿子从小身体弱,可气的是爸爸从来不陪儿子看病,她要带孩子看病,爸爸还骂人!

爸爸同时辩解:"给孩子钱是因为孩子说学习需要,怎么能不给!"

看着他们吵得热火朝天,我突然有个想法:也许他们实在是太在乎对方了,因为他们只希望对方能够理解自己。

虽然夫妻关系恶劣,用他们自己的话说:365天,有360天都在吵架,甚至动手!

但事实上,他们是用极端的争执来进行情感投入,以此维系夫妻关系。因为他们还在意对方,还会因为对方的言行而产生强烈的情绪反应。

只见妻子跳起来指责对方傻,丈夫就用手指着脑袋比划,一个劲对我使眼色,嘴里念念有词:"不要信她,疯子,脑子坏了!"

他们每个人都有成堆的理由证明对方毫无道理,自己才是被冤枉、受窝囊气的那一个。

我只好跟他们说明:"对不起,我实在做不了包青天,再说家庭的事情,总是一个巴掌拍不响,我只想知道,你们那么不合拍,这么多年是怎么坚持下来的?"

没想到,他们都不说话了。

这是他们第二次如此同步。我要把它看作家庭的资源,帮助他们动用自己的能力,去寻找解决冲突、处理问题的方法。

因为,家庭既然遇到不能处理的困境,一定不是治疗师明察秋毫、指点迷津就能够解决问题的。

家庭遇到困难,每个人都会有自己对问题的见解和解决方案。从个人角度来看,往往不无道理,可是,为什么各说各理,反而不能施行,不能起效?为什么那么出色的解决方案,对方却不支持?这才是家庭治疗需要干预的。

作为一个家庭治疗师,我确实不会比家庭成员更有绝招去解决他们的问题,因为,家庭通常有自己的解释和处理系统,我是局外人,必须尊重他们的理解和选择,而不是指手画脚,自以为是。

所有的家庭治疗理论都指向一个真理:解决问题的资源,一定就在家庭内部。

因此,我能提供的帮助是,看家庭的困难是不是和家庭成员的互动有关系,他们怎样相互影响,甚至相互干扰和纠缠,让他们没办法按照自己设计的方案去解决问题。

就像这对夫妻,虽然他们争执不休,可是多年的婚姻既然还在,那一定有在的理由。

是什么原因让他们还能够在一起,还可以今天一起来谈孩子的问题呢?

首先,他们都希望为孩子尽力,是一对关心孩子成长的父母;其次,虽然他们吵闹打架,但这也是一种联结。

因为,夫妻间的任何反应都是联结,如果夫妻之间完全没有反应,则没有了联结,那就没有办法处理冲突和培育满意的夫妻关系。

一般来说,维系成年人联结的重要元素之一是依恋。

依恋是亲密关系的重要基础。从这个理论角度来看:夫妻之间的任何回应都比没有回应要好。

那么,对于夫妻关系来说,起决定因素的是夫妻能够维系情绪的投入。

也就是说:

1. 如果一方还能够对另一方产生情绪反应,至少说明他们某种程度上还是在乎对方。

2. 如果夫妻的互动模式是一方批判、轻蔑，另一方退缩、回避，这种夫妻之间完全没有沟通的家庭，看上去争执不明显，其实婚姻已死。

要想经营好婚姻，持续的情绪投入必不可少。可是长期的负性情绪反应也会影响夫妻的联结。

通常来说，夫妻抱怨、争执，都是因为生气对方和自己期待的不一样。反过来说，愤怒的是对方不重视、不在乎自己，没有满足自己对亲密感和重要性的需要。

比如这对争吵了20多年的夫妻，他们互相埋怨、批判，表面是责怪对方无能、无礼，其实潜台词是"他（她）就是不听我的建议！他（她）不把我的意见当回事，就是否认我、贬低我，就是对不起我！"。

因此，夫妻争吵看上去是争夺家庭的决定权和话语权，其实是通过争执，来确定自己在对方心目中的地位。

丈夫说："这么多年吵得没完没了，连晚上我先睡着了，她都会吵我，不理她也不行，最后打架收场！"

妻子连忙插话进来："我们不是亲人，是仇人！"

"你们是仇人，你也没有一脚踢开，是什么留住了你？"我很好奇，决定挑战一下。

没想到，妻子低头不语，丈夫竟然尴尬地笑了一下。

我知道：每对关系充满火药味的夫妻，都有一堆不要离开对方的理由。妻子明明是渴望丈夫的爱，迫切要求接触和回应，结果却变成恶语相加。而丈夫也很奇怪，常常感受到的只有被攻击，往往避之不及，直至大打出手。

夫妻的相处模式变成一个焦虑，一个逃避，这样的互动看上去莫名其妙，其实背后大有隐情。

心理学有个名词叫"心理创伤"，其实就是过去的、没有被满足的被拒绝、被伤害的痛苦体验，一再被此时此刻发生的事情激活。

陷在困境中的伴侣，最大的关系痛苦之一，常常是由来已久的不安全感。

心理学的很多相关研究发现，人在亲密关系中渴望对方情感投入却感觉不到呼应时，往往会勾起新仇旧恨，甚至可能追溯到婴幼儿时期的被拒绝体验。

被拒的情绪体验往往勾起强烈的不安全感，随之是愤怒，情绪失控。

并且，对被拒的痛苦刻骨铭心的人，在亲密关系中往往会过度警觉，害怕昨日伤痛重现，对人、对事难免有很多的猜测和防御，结果越是渴望亲近，越是害怕被拒，现实中拒人于千里之外。

因为，很难有人会在你的反复猜疑和盘查中幸存。

很多妻子大发雷霆、出口伤人，气愤老公不解风情，其实是寻求关注。她们往往不知，自己渴望亲密、主动示好，对丈夫来说却是龙潭虎穴、万丈深渊，因为很多丈夫会有亲密关系上的各种痛苦经验。疏远、麻木或被动，也许是他们保护自己内心的一种方式。

这对夫妻还有很多的故事需要继续讨论，我们约好下次再谈。

当我跟他们商量，能否把他们的故事写下来分享给更多的人，他们很爽快地答应了。签署知情同意书的时候，妻子首先抓起笔，龙飞凤舞地签下大名。

不过，她刚刚写完就愣住了，脱口而出："糟了，我写的是他的名字。"

我想，这个也是他们夫妻日常的互动模式之一，妻子常常很主动，就连签名也不假思索，抓笔就代劳，估计生活中也常常如此，却不知丈夫的想法如何。

我再看看丈夫，却见他一脸平静，仿佛早已司空见惯了。

今天的时间已经用完，我只能下次跟他们谈，看他们俩是怎样形成这种模式，一个步步紧逼，一个逆来顺受，却在情绪积累的高潮，来一次山崩地裂式的爆发。

能够成为夫妻，往往是缘分的妙不可言。

因为我相信，每个夫妻都是恰到好处的相互配合。家庭治疗就是要他们认识到，自己在这样的关系里究竟出了怎样的一份力。

18　不写作业的小女孩返场记

我接到一个家庭的来电,说是半年前接受过一次家庭访谈,要求继续预约。

返场的家庭,不论多久之前见过,我还是要问清楚:上次我们谈了什么,你还记得什么,哪些你觉得是有用的?

打电话的爸爸说:"上次会谈,我记得谈到父母之间的关系会影响到孩子,之后我们也调整了,现在是新的问题,孩子早上起床异常困难,不能按时上学。"

放下电话,我就去找治疗记录,原来是九岁的拒学小女孩:

孩子的症状是不写作业,被逼急了会情绪失控,还能听到子虚乌有的声音,疑似精神病的症状,吓坏了父母。孩子被带到医院后,医生要求先做家庭治疗,慢慢排除精神疾病。在治疗室里,九岁的女儿特别活跃,说出来的话比大人还有条有理,尤其是对父母吵架这件事,简直操碎了心。

也幸亏孩子说明了自己莫名其妙的症状背后的原因,是担心父母婚姻,医生才排除了精神疾病的诊断。

爸爸说家庭有改变,不知这次他们有什么样的家庭故事?

我带着期待见到了他们。根据家庭治疗的流程，家庭成员一进治疗室，我需要分别询问每个家庭成员这次来的目的和愿望。

爸爸妈妈都谈到对孩子起床困难影响上学的担心，希望解决孩子的情绪和行为问题。

没想到的是，父母一开口，女儿就上蹿下跳，不管说什么她都要插嘴，总要纠正父母的话。

有意思的是父母，只要孩子插嘴，他们就一脸无奈地跟我说："在家就是这样子，不管我们讲什么，家里是不是来客人，她都要插嘴。"

可是，他们看上去又很享受女儿插嘴的样子，只要女儿插嘴，不管正在说什么，跟谁说，他们都要停下来，顺着女儿的话一来一回说个不停。

从讲话内容来看，父母大多数时候是试图和女儿讲道理："你是不是要写作业？你是不是该起床？为什么你不听？"

女儿总是抓住父母的某个字、某句话，翻来覆去地争执，甚至挑衅。

父母，尤其是爸爸，只要听到女儿喊不对，马上就跟孩子解释，他会举出很多例子，试图说服孩子。

而女儿不知哪里来的劲头，一边纠正父母的话，一边拼命反驳："不对，你们不对！"

随后治疗室变成了他们三个人鸡同鸭讲的舞台，而孩子是最耀眼的明星。

望着他们的表演，我突然想起去年九月请他们签署录音录像知情同意书时的情景，当时女儿最开心，第一个提笔写下了巨大的签名，占据了差不多三分之二的空白。

时隔半年，也许这个以孩子为中心的模式，还在这个家庭上演。

爸爸一肚子苦水："女儿经常会情绪失控，还会眼睛发直，莫名地搓手，甚至皮肤搓破都不会停。家里人吓都吓死了，根本不敢说她，就担心孩子出什么精神问题，因为去年被女儿的'病'弄得担惊受怕，生怕再刺激到孩子。"

妈妈也补充:"每次想对她凶都不行,眼瞅着她的脸色就变了,然后就出现那些情况。家住农村的奶奶甚至还去跳大神、求菩萨,总之什么方法都想尽了,哄啊,劝啊,都不好使,只好顺着她。"

女儿已经跳起来:"不是的,是你们不讲信用,你们哪里顺着我了?"

看到爸爸又要回应女儿,我只好请他安抚住女儿:"现在是我们讲话,能不能让你的孩子休息一下?"

奇怪的是,女儿相对来说更愿意听妈妈的,而爸爸不论怎么跟女儿讲道理,女儿都是上蹿下跳、不依不饶的模样。再看看妈妈,却见她不动声色。

"你的女儿在家也是这样跟爸爸讲话吗?"我决定从妈妈这里开始探索。

妈妈的回答是女儿平时功课由爸爸辅导,自己管得少。

"那女儿也是这样跟你讲话吗?"

没想到女儿抢着回答:"不是的,妈妈是母老虎,不能惹的!她很凶!"

"母老虎?她对谁凶呢?"

女儿继续抢答:"我们都怕她的!"

我赶紧看看爸爸,却见他笑而不语。

我只好继续提问:"爸爸也怕妈妈吗?"

女儿连连点头,父母却都笑了。夫妻连忙解释:"我们工作忙,没有休息日,下班后一个辅导孩子功课,另一个忙家务。"

没想到孩子又来打岔,眼看着夫妻又要搭理孩子,我只好问女儿:"为什么你不让爸爸妈妈讲话?上次来你说得非常好,你说特意慢慢写作业,就是希望把爸爸留在房间里,这样爸爸妈妈就不会吵起来了。还说你七八岁就知道他们关系不好,担心他们会离婚,那么这次呢,你是怎么回事?"

好在女儿很有礼貌,她马上停下来回答我:"上次是这样的,这次不一样,现在他们是不吵了。"

女儿的回答让我继续好奇:"他们不吵架了,你应该开心啊,为什么这次又要来？"

"这次不是我要来，是他们要来的。"女儿回答道。

"他们要来，你觉得他们为什么要带你来？"我继续追问。

没想到女儿生气了，一举小手，指向父母说："都是你们！"

爸爸马上接上来："你说，你说，跟医生好好说，是不是你不写作业？不写作业对不对呢？"

爸爸讲着道理，女儿却吵闹得更加激烈，甚至冲上来用手锤爸爸。爸爸嘴里忙着唠叨，身体不停躲闪，实在拗不过，就抓住女儿的手，父女俩扭在一起，又打又闹。

再看看妈妈，她依旧一副事不关己、高高挂起的样子，任由父女俩你来我往，闹个不停。

做家庭治疗，重要的不是教父母如何管教孩子，而是看他们的家庭互动模式。因为，常常是家庭互动模式导致了症状的发生，也维持了症状。

"看来，父女这样的纷争在家里也经常发生吧。"

妈妈点头："女儿在家里写作业，他俩吵起来的时候，就是这样。"

"父女闹成这样，妈妈你在哪里呢？"这是我首先探索的问题。

妈妈的回答是："那时候我在做自己的事情，比如扫地、洗衣服。"

我赶紧问爸爸："刚刚女儿说妈妈凶，她不敢吵妈妈，女儿闹起来，你有请妈妈帮忙吗？"

爸爸摇头："她不会帮我的。"

我正在好奇，却听到妈妈解释："他自己管不好，我又不能每次都去帮他！"

管教孩子需要夫妻合力，夫妻其中一方单独管教，而另一方无动于衷、熟视无睹，倒也无所谓，就怕另一方内心暗暗责怪对方能力太差、多此一举、方法太烂等，那么，就变成夫妻之间通过管教孩子，形成暗暗的竞争和指责。

一般而言，任性的孩子背后常常有人支持，那么谁会支持孩子呢？

　　父母不能配合，造成权力分散，抵消了父母双方对孩子的管教能力，变成了一方管教，而另一方不作为，甚至唱反调，这其实就是一种暗中支持孩子的方式。这样一来，孩子会钻空子，变成无法无天的"熊孩子"，谁也管不了。

　　可是，父母为什么不能联手呢？难道他们之间有什么情况吗？这是我第二个要探索的方向。

　　于是我要问妈妈："为什么你说不能每次都帮爸爸管孩子？"

　　妈妈的理由是家里分工明确，爸爸管孩子，她管家务，爸爸管不好，她再去凶孩子，孩子会更加可怜。

　　爸爸马上反驳："每次我管孩子写作业，女儿不写，她就说不写也可以！孩子就是你惯的！"

　　妈妈不示弱："他自己管不好，还赖在我的头上。"

　　类似的家庭争执在家庭治疗室里实在太常见。做家庭治疗师，需要静心观察家庭的互动：争执从何时开始，如何的你来我往，被谁打断和终结。这些互动过程都是需要细细推敲的。

　　这对夫妻的互动却有个特点：他们不是互相吵架。理由是上次治疗回去后，他们就不怎么吵架了。

　　可是，这次他们的模式变成分别跟我诉说，因为主语用的都是第三人称——"他（她）"，根本没有第二人称——"你"。也就是说，他们不吵架，但是也不交流。

　　说来也奇怪，很多夫妻说为了孩子不吵了，可是，不吵架却不一定代表关系好，往往是争吵停止了，心里的责备和埋怨却一点没少，最后从明争，变成暗斗。

　　家庭的一大特点就是很容易产生三角关系，一般是夫妻有冲突，就会分别跟孩子亲近。完全没有对话的父母，很容易分别跟孩子滔滔不绝，而孩子也会察言观色，插到父母关系当中，变身"熊孩子"。

　　现实生活中，总有为了鸡毛蒜皮的小事闹得鸡飞狗跳的时候，只是不知道这对夫妻怎么修成了现在的模样。说到这里，他们开始侃侃而谈，谈他们之间的纷争。

没想到的是，女儿又开始胡搅蛮缠起来，她揪着爸爸的胳膊，捂着爸爸的嘴，一会儿喊着"你坏死了"，一会儿又恨爸爸扭痛了自己。

爸爸连忙查看宝贝女儿的手，检查哪里被扭到。一时间，父女俩在治疗室里忙成一团。

我好奇地问父母："为什么女儿不要你们谈你们自己的事情？她总是捣乱，你们发现了吗？"

父母当然面面相觑，不来治疗室的父母，永远也想不到，孩子的顽皮、捣乱，有时候是为了避免夫妻谈他们自己的事情。有一种解释是：孩子害怕父母谈他们的事情，因为根据孩子的经验，父母总是谈不拢，甚至吵架，最后不欢而散，而孩子最希望的就是父母情绪稳定，关系和睦。

果然，当我问到女儿为什么突然闹起来时，她大声喊："他们总是吵架！我之前是把爸爸喊到我房间陪我写作业，这样他们就吵不起来了。可是现在爸爸教我写作业，总是逼我做题，我不想写，就使劲搓手，皮搓破他就怕了。妈妈怕我生病，也说不想写就不写了。"

父母总算明白，女儿奇奇怪怪的搓手，原来是威胁父母的举动。

可是，什么样的父母需要孩子用这么自伤的方法来要挟呢？通常而言，家庭关系越僵化，孩子的症状越奇怪。因为有时只有更加离奇的事才能够抓住家庭的注意力，从而分散家庭对不妙之事的关注，比如夫妻关系恶劣、破裂等。

另外，这个家庭为什么对孩子是否有精神疾病那么担心呢？这两点，是我需要继续探讨的第三个方向。

原来，妈妈的家族有精神分裂症病史，爸爸一直担心这个病会遗传，因此格外关注孩子的一举一动。

我思考了一下，决定挑战爸爸："这个世界上的事情有时候很奇怪，尤其是夫妻,也许你不是担心孩子有问题,而是觉得老婆有问题吧?"

没想到爸爸笑了:"老婆确实有点问题,她每天晚上都要扫地擦灰,一弄就是几个小时,其实没必要的,怎么说她都不听。"

女儿也帮腔:"是的,她每天都搞得很晚,我爸爸担心她身体,她也不听。"

我的提问是根据这样的思考:夫妻很容易对彼此的问题避而不谈,而会过度关注孩子。不知道妈妈是否有强迫性的洁癖,可是当下要解决的是女儿的帮腔问题,我请父母注意女儿的行为,看看他们是否明白,女儿跳来跳去,其实是为了缓解夫妻关系的张力。

他们的领悟力很强,连连点头:"她在家里也是这样,特别喜欢帮腔,一般是看谁占下风,就要去数落另一个。"

那么,我就请他们合作,一起让女儿安稳下来,现在是大人谈话的时间,孩子暂时不要插话。

他们很配合,一起对孩子说:"坐好!"

也许,这是他们这么长时间来,第一次联手合作,无论如何,这是个有效的开始。孩子是一种会"仗势欺人"的奇怪的生物,所以需要夫妻合作来管教。

刚开始,女儿很不乐意,又哭又闹。而父母在我的鼓励下,做到了忍住不管,不再跟孩子一应一答说个不停,也不去回应孩子无礼的要求。

大人的谈话开始了,他们谈到夫妻关系不和谐的事件和原因,也谈到了原生家庭(因为隐私保护,细节不方便叙述)。

值得重视的是,当夫妻做到完全不理会吵闹的女儿时,女儿渐渐从刚开始的尖声大哭,变成降低声调,慢慢安静下来。

最后,女儿安静地独自坐在沙发上,再也没有打岔、插嘴,甚至在结束时,还笑眯眯地挥手说再见。

这确实是个可爱的孩子,我摸摸她的头,邀请她下次再来,谈谈她为什么会干扰父母的谈话,也许从孩子的角度探索,会有不一样的答案。

同时,我鼓励父母在家里运用今天的合作经验,至少要总结经验,下次再谈。

这次会谈结束,我询问他们能否把他们的家庭故事记录下来分享给更多的人,他们又同意了。

当然,这次我没有让孩子先签名,特意请父母先签名。这样做是希望他们能够明白:孩子和父母是有等级的,孩子需要父母携手管教,总是以孩子为中心,家庭可能永无宁日。

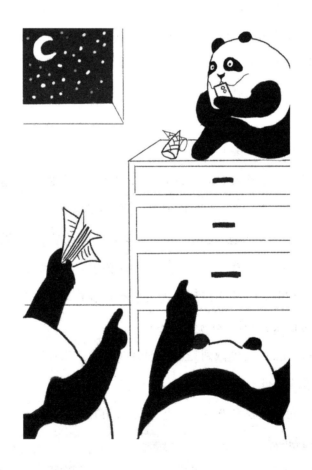

19 二娃家庭的苦辣酸辛

　　门诊转来一对母女,妈妈说是学校老师建议来看心理科,因为女儿已经拒学两周。

　　谈到女儿,妈妈忧心忡忡:"孩子脾气暴躁,常常大喊大叫,甚至捂头、撞墙,医生诊断是抑郁。孩子已经服药了,问题是情况并没有缓解。"

　　才十三岁的孩子,怎么就抑郁了呢?

　　再看看女儿,她低着头,一脸不开心。我赶紧问她:"你怎么了?"

　　女儿还没开口,妈妈便谈起了自己的看法:"同学对她不好,所以她不想上学。"

　　"是因为学校不开心,所以抑郁了吗? 什么时候开始的呢?"

　　女儿连连摇头:"两年前就脾气暴躁,那时妈妈怀了二宝。"

　　妈妈感到很意外,认为女儿就是找理由不去上学,不相信她有抑郁。上周女儿是被老师安排才来医院的。

　　原来,妈妈两年前意外怀孕,决定生下二宝。女儿拼死反对,认为有了二宝全家人就不会再爱自己，甚至扬言要跳楼。

虽然女儿在劝说后接受了二宝，但是好景不长，随着二宝渐渐长大，女儿又跟二宝有了纷争，每次家里都闹得鸡飞狗跳。

女儿跟一个不到两岁的小宝宝，吵什么呢？

女儿气不打一处来："每次二宝都抢我东西，还打我，妈妈总护着她，还老是骂我。我觉得妈妈太不公平，不在乎我的意见！"

妈妈也很委屈："二宝那么小，怎么会欺负到你，你是姐姐，就应该让着她啊！"

谁知道不说还好，这句话一出，女儿暴跳如雷："凭什么要我让着她！"

女儿最听不得"你要让着妹妹"这句话，每次听到都会闹得鸡犬不宁。妈妈和外婆也是一肚子委屈："本来你比二宝大那么多，当然要让着妹妹啊。"

迎接二宝的家庭其实会面对很多挑战，家庭需要做出很多调整，去适应新的生活节奏和模式。

比如，父母会分出很多精力去照顾婴儿，而作为独生子女多年的大宝往往会感觉被忽略。

面对长幼不同的孩子，父母确实很难完全公平对待，虽然父母声称自己很公平，可是在孩子的眼里：你那样对二宝，就是对我不公平。

女儿特别生气，说："每次二宝摔倒，妈妈就很紧张，而我摔倒，她倒无所谓。二宝抢我东西，她说给二宝好了，明天再给我买，凭什么我的东西要给她？凭什么二宝哭了就埋怨我？"

很多时候，父母会对大宝提出要求：你要让着弟妹。其实，这是父母在筋疲力尽时，渴望大宝能够帮助自己。

父母通常的想法是：如果大宝能够退让、容忍，很多手足间的纷争就不会发生，父母也可以稍微消停一会。

如果大宝过分坚持自己的利益，很多时候会让局面雪上加霜。父母本就心力交瘁,很难做到十分公平。另外,疲劳的父母难免有情绪,甚至会埋怨、责骂大宝的无礼要求。

事实上,大宝并不会因为家里添了弟弟或妹妹,就能够自动变成哥哥或姐姐,当大宝还没有准备好扮演大孩子的角色时,他面对家里多出的婴儿,可能会倍感失落,甚至会发生"退行"。比如,行为上的倒退,即之前可以自己做到的事情,突然变得不能自理。还可能有情绪上的变化,如烦躁、易怒,甚至入睡困难、遗尿等。

因此,当父母觉得大宝无理取闹的时候,一定要意识到,孩子是在争夺父母的关注。

如果父母忙于纠正孩子的不良言行和习惯,往往会让孩子更加愤怒,父母需要注意的是:

1. 批评有时候会强化孩子的"恶习",父母要学会忽略大宝的不当言行,因为,教导孩子正确的言行,及时的赞美和鼓励有时候会让父母的话语更有分量。

女儿一直嚷嚷着:妈妈总是骂我,太不公平。这在某种程度上反映了妈妈的教育方法需要更新,不能够再用之前单调的批评教育方式。

另外,在孩子还没有准备好做哥哥或姐姐的时候,不能一股脑地强求他们承担哥哥或姐姐的责任。父母需要做的是接纳、安抚大宝,留给大宝过渡的时期,让他慢慢长大。

2. 手足之间总是避免不了竞争,孩子们需要学习适应彼此,最终学会与彼此分享父母。因此,当孩子之间出现纷争时,父母不要急于平息战火。

很多时候,妈妈会担心最弱小的孩子,害怕小宝会受伤害。但孩子生来就具有强大的适应和保护自己的能力。

如果妈妈过度担心小宝,这对大宝来说,就是"我不被关注"的证据,反而会激起大宝的愤怒,甚至可能让大宝出手更重。

因此,在孩子们发生争执的时候,父母首先需要做到冷静,其次是安抚大宝的感受,让他冷静,然后把两个孩子喊在一起,讨论刚刚发生的事情,最后,要鼓励他们停止指责对方,学习承担这个争执中各自的责任。

例如,女儿虽然比二宝大十岁,但是,当大宝心理年龄发生退行的时候,妈妈不能够以"你是大孩子,你应该让着妹妹"来要求她。

而是在姐妹俩发生冲突时,首先肯定大宝被干扰的情绪体验:妹妹又捣乱了,大宝生气了;妹妹又不懂事,乱拿大宝东西,确实不应该的! 等大宝情绪平复后,才有可能继续谈论刚刚发生的事情。

这个时候,父母需要牢记:戒急戒躁,只谈感受,不谈对错。

3.看上去是大宝"欺负"二宝,其实二宝也没少"刺激"大宝。

实验证明:五个月大的小宝宝就会模仿哥哥姐姐的一言一行。

很多父母发现,二宝会说一些特别不好的语言,比如骂人的话,而这些话可能是大宝的口头禅,父母就会埋怨是大宝有意教会弟弟妹妹的。其实,孩子天生会模仿,对婴儿来说,同龄人的把戏常常是一看就会,他们可以极其精准地模仿和再现哥哥姐姐的言行举止。

因此,发现二宝的"坏习惯",而去责备大宝故意使坏,这确实有失公平。

二宝学会走路后,更是两个孩子发生激烈冲突的开始。因为二宝天生的好奇和模仿能力,他会"侵犯"大宝的权益和领地。大宝可能会因为自己的兴奋,而动机复杂地逗弄二宝,比如:大宝本来跟二宝逗得开心,却突然翻脸,推倒二宝,或者夺走刚刚亲手递给二宝的玩具,惹得二宝哭闹不已。

不过,当父母忙着维和,斥责大宝的时候,大宝可能会生气地发现二宝竟然"狡猾"地笑了,尤其是在自己因为委屈而哭了的时候。

就像女儿谈到的:"每次妈妈骂我,我哭了,二宝就开心地嘲笑我,所以我特别恨她!"

其实,二宝是用自己的方式学习和感知世界,大宝也是如此。他们共同生活的经验,不论如何碰撞、摩擦,都将为他们适应家庭、社会,适应各类人际关系奠定基础。

父母需要做的是耐心等待,并且提供足够的空间和时间。

如果父母没有做到保持耐心,那么,仅仅学习儿童发育心理及二娃养育知识,是不能解决问题的。

因为父母处于狼狈、痛苦和焦虑的状态时,往往更需要关注和探讨他们之间到底发生了什么,使他们不能帮助孩子成长,以及家庭在二娃出生后,没能处理好新生儿降生期的混乱。

这也是家庭治疗和家庭教育的区别。

因此,我需要和父母讨论他们的关系,看看他们究竟卡在哪里,让他们的家庭在两个孩子的成长过程中发生了困难。

幸运的是,妈妈同意回家和爸爸商量,下次的会谈将邀请爸爸一同参加。

20　竞争的父母，退缩的孩子

"求求你，今天一定要见见我家孩子！"这个爸爸坐在接待室让我不要走。

他们比约定时间晚到了20分钟，父母说是因为孩子不要来，他们反复做思想工作，所以迟了。

"小孩不来没关系，父母来也可以。"我解释了一下。

"小孩不想上学，你不见他，见我们父母有什么用呢？"爸爸不理解。

我很好奇，明明之前预约时已经反复提醒：孩子的问题需要见家庭，因为家庭里所有人的言行，都不是一个人的心血来潮，而是人际互动的结果，即家庭里一个人的举动会影响到其他人的反应，而其他人的反应又会影响到另外的人，因此每个人都是互相关联的，看似是孩子出问题，可是其他人的作用也不容忽视。

所以，孩子出问题，需要全家来做访谈，看看问题是否和家庭关系及家庭互动模式有关联。

虽然我继续解释，可是爸爸依然拱手："求求你，你今天不见小孩，我回去会被他妈妈骂，她会埋怨我，认为是我跟你讲了不该讲的话，所以你才不要见我家小孩！"

我答应他，今天肯定见小孩，但必须是全家一起。

他连忙去喊孩子，有意思的是，孩子不乐意，仍然没有进治疗室。

父母只好单独来谈。

来访者进入治疗室，我首先要问来访原因及目的。妈妈说十二岁的儿子学习兴趣低，没动力，最近不想上学，父子冲突特别严重。

如果父子冲突严重，那就要看妈妈的态度，因为没有妈妈支持的孩子，往往不会太过分，而爸爸得到妈妈的支持，也不会对孩子穷凶极恶。

所以需要看父母有没有通过管教孩子，而暗中较劲。

果然，妈妈不同意爸爸的管教方式和态度："他太粗暴，经常辱骂孩子，那么恶毒的话，孩子当然受不了。"

"是吗，那他也骂你吗？"我赶紧追问。

妈妈泪如泉涌："一直被他骂，有一点事情不顺他的心意，他就会骂，还会动手打！"

我大惊失色："是吗，他那么凶？可是，为什么他刚刚说今天不见你家孩子，回去会被你骂呢？这样说来，应该是他怕你才是啊！"

妈妈一口咬定："他才是霸道不讲理的，我们都怕他！"

爸爸连忙否认："今天要是医生没见我们，你回去肯定甩脸色给我看，骂我跟医生乱说！"

看着他俩争来斗去，我能做的就是默默观战。

虽然他们都指责对方是始作俑者，但各自都不甘示弱，否则哪能如此势均力敌，没完没了。

我只好扰动一下，说："为什么你说她给你脸色看，她的脸色那么可怕吗？是'核武器'吗？"

没想到,爸爸竟然点头:"确实可怕,看到她板着脸不开心我就烦,不知道哪里又惹到她了!"

我再问妈妈:"你怎么回应刚刚老公讲的,你的脸色怎么了,他怎么那么怕?"

妈妈解释:"我看到他不讲理就不开心,我笑不出来,也不是给脸色看。"

我再问爸爸,他已经忍不住了:"她就是给脸色看!"

实际上,他们争执的焦点是:我不开心,都是你惹的,你要对此负责。

如此说来,他们很在乎对方的反应,并且会受对方情绪的影响。

通常情况下,家庭治疗从不回避夫妻冲突,因为冲突背后表明了夫妻对目前的关系和情感联结不满意,他们渴望换个方式,但是又心存恐惧。

那么,治疗师就需要看看他们到底在恐惧什么。

他们的争执很有特色:容易听出批评、否定,感觉到委屈、愤怒,脱口就要还回去。

用爸爸的话说:"我这个人很有攻击性,人家若是说我,我肯定要还回去!"

妈妈连忙点头:"他就是这个样子,性格不好,不知得罪了多少人!"

爸爸怒火中烧:"分明是你做错了,还总是搪塞,死不承认!"

妈妈边哭边恼怒地说:"你哪里是纠错,你那是辱骂,是不尊重人,别人什么事情都要听你的!"

爸爸气不过,转头跟我诉苦:"说多少遍她都不改,搞不懂一个人为什么总是不进步,每次都做不好事情!"

看他只对着我说,我只好跟他表明:"这么说,其实你更想修理老婆,好像太太培训班更适合你的要求。"

我以为他要跟我辩解,谁知道他连连点头:"不知哪里有,如果有,真的想送她去!"

这个心心念念要升级太太的丈夫有所不知,好老婆都是夸出来,哪里是骂出来的。

人天生对被拒、被贬低、被批评敏感。因为在成长过程中,我们难免会被父母、权威指责,其中大多数会被我们忘记,也有一些变成"风湿痛",遇到类似的刺激,那种被拒、被贬低、被批评后的痛苦,还是会一再激活。

比如,妈妈常常被老公指责,如果她幼年有过多次类似不快乐的体验,那么成年后,她就很容易对对方言语行为感到敏感,看是否在贬低自己。

当她感觉到被贬低,她的反应其实是一种防御,比如"我不是不好,是你冤枉我了""你冤枉我,那你就是霸道,不讲理""你凭什么指责我,你自己也没有做好啊"。

在对方看来,她的这些反应不仅是拒不认错的个性和态度问题,而且是"你竟敢否认我","你不认错,就是否认我,就是贬低我",那么,"我要证明你错得有多离谱"。

这样,两个人的互动,很可能就变成相互否认和攻击。

因此,和夫妻一起工作,需要注意三点:

1. **看清楚他们互动的模式,是"互不相让""一追一逃""互不打扰"还是其他。**
2. **帮助夫妻看清自己的互动模式,讨论他们对夫妻关系的需求和期待。**
3. **让夫妻了解他们一方的回应,如何使双方的关系陷入僵局,甚至让双方不依不饶、死缠烂打。**

当他们领悟到自己的互动模式,接下来,就要看他们是如何形成这样的模式的,通常情况下,人们从自己的原生家庭获得的经验,往往会影响自己的婚姻关系和亲子关系。

例如,妈妈从小被忽略,感觉自己的父母不亲近,那么,她对亲密关系可能会有很多期待和幻想,对情感回应和呵护体贴会更加渴望。

需要注意的是,经常有被拒绝体验的孩子,成年后可能会很容易感觉到配偶对自己的忽略和疏远,因为他(她)的内心对被拒绝很敏感,并且时刻提防。

如果一个人把多数能量都用于亲密关系中的设防,那么他可能需要极度的爱护、温暖和体贴,才能够有一丝丝安全感。

可是,这也会极大消耗另一半的情感和精力。

因为我们对待爱人的方式,可能也会受制于自己的幼年经验,例如:丈夫的童年缺乏手足和亲子之间的亲情体验,那么,在饕餮般渴望情感回应的妻子面前,他可能会败下阵来。

同时,他也会有对亲密关系的期待,渴望从夫妻关系中获得支持和理解,一旦妻子的反应和自己想象的不一致,他会很容易产生挫折感,继而引发一系列夫妻关系的连锁反应,比如:争执不休、吵架斗嘴,甚至冲突冷战等。

因此,家庭治疗看上去解决的是夫妻纷争,其实探究的是冲突背后的因果缘由,看它们因何而起,如何发展,重要的是:持续多年的争执背后,其能量究竟是什么?

21 我是个操心家里的小孩

"我是个操心家里的小孩。"女孩痛快地承认。

"你主要操心什么?"我很好奇。

女孩跟我解释:"什么都要管一点,最怕父母吵架。"

孩子都怕父母吵架。有关系冲突的家庭,通常让孩子感觉不到安全。这个高三女孩担心的也是这个吗?

原来,她觉得妈妈不识字,一直被爸爸欺负,所以要保护妈妈,父母吵架时,哪怕分明是妈妈不对,也一定要维护她。

妈妈很欣慰,一边跟我确认:"是的,女儿都是帮我的。"一边轻轻抚摸着女儿,她们俩相视而笑。看来,母女俩心连心。

那么,在外打工,不能来治疗室的爸爸会怎么看这个问题呢?我决定问清楚。

女儿说:"我爸爸要是来了,肯定只会回答'嗯',医生你说什么,他都会点头的。"

"你那么懂你爸爸?"

没想到,女儿语出惊人:"每个父母都很会撒谎! 他是不会改的!"

无独有偶,在做家庭治疗的过程中,我见到太多不信任父母的孩子,他们的说法不一,而内容却如出一辙。

"在外面是这样讲的,回家就不是这样了。"

"说是不要有压力,但又希望我考重点学校。"

"他们总是这样说,其实心里不是这样想。"

父母往往也很无奈,自己的心肝宝贝,当然要全心全意为他们谋划。只是孩子多年和父母相处,在他们的经验中,父母偏偏是最不能信任的那一类人。

孩子不信任父母,若是真的能够置之不理,索性做自己的事情,倒也没问题。

奇怪的是,孩子一方面不信任甚至仇视父母,一方面却渴望改变父母。有的孩子为了鸡毛蒜皮的小事和父母纠缠不休,却再也不能离开家庭,终生和家庭粘连。

就像这个女儿,她认为爸爸太强势,特别看不惯爸爸,有机会就要跟他吵。

我问她:"你吵什么呢?"

她说:"就想跟他吵,想改变他,让他不要自以为是!"

"吵的结果好吗? 有达到你的目的吗?"我赶紧问她。

"每次都想一次性吵个彻底,又怕跟爸爸的关系真的闹僵,所以只能每次讲一句狠话,而且我总是有一种'不孝'的感觉。"

不吵,憋不住,吵,不忍心。

这就是孩子与父母的纠缠,长此以往,可能会限制孩子发展,使他们不能离开家庭,甚至变成不能上学、不能工作的心理病人。

农业文明讲究对土地的固着,要求子女对父母孝顺依从,上一代和下一代之间的关系紧密,互相依附;可是,现代工业文明注重人员的流动和平等,强调人与人之间的界限,尤其是亲子之间的界限,这样孩子才能更好地发展自己,适应社会生活。

依恋,是人类本能的需要,我们从呱呱坠地开始就本能地依附父母、亲人,这样我们才能够顺利成长。不过,有了依附就会有期待,而一个人的需要永远不可能被另一个人无限满足,不能被满足,就难免会愤怒,甚至仇恨、绝望。

那么,我们不得不面对一个矛盾情绪:又爱又恨。如何处理这种又爱又恨的冲突情绪,代表了一个人的心理发展水平,如果心理发展顺利,他在成长过程中不仅能够意识到,也能够很好地管理和控制这种矛盾的情绪体验,使它不影响自己的生活。

可是,如果一个人的心理发展受阻,他感觉到自己不能控制冲动,会焦虑万分:既担心所爱之人的安危,也害怕因为自己的愤怒伤害到对方,并且自己因此受惩罚,最后变得纠结万分,爱恨不能。

就像这个女孩,她无法忍受爸爸的"恶习",无法释怀"爸爸以前对我好,却又不像妈妈那样顺着我",可是又不能痛痛快快地跟爸爸争个高下,看到满头白发的爸爸连连叹气,感觉十分内疚,认为自己实在不应该。

结果,她每天思前虑后,"做任何事情,都要想很多遍,就连来做心理治疗,都要打草稿,总是希望自己有把握"。

人生最无奈的事情就是:越想努力,往往越不满意。女孩变得做事越来越没有效率,甚至失去动力,被医生诊断是重度抑郁,只好来住院。

抑郁症,常常与一种情绪密切相关——过度内疚。过度内疚是个自伤指数极高的情绪武器,杀敌不行,伤害自己倒是威力十足。

并且,内疚还会让人产生一种强迫性的需求:反复确定和证明自己是否值得被爱。对特别在乎自己是否被爱的人来说,他们对别人的态度、情绪、言行等十分敏感,轻易就能搜集到自己不被爱的证据。

女孩每天竖着耳朵听父母的动静,家里发生的大小事情她都要操心,只要爸爸的表情、态度或语气有一点不对劲,她就会忐忑不安,有时也会大发雷霆。

这是因为她感觉被爱的需求没有被满足,会进一步愤怒、绝望。可是对方明明是我们爱的人,也是被期待给予爱的人,怎么能够恨呢? 爱不得,恨也不能,就会产生更深的内疚。

就是这种又爱又恨、爱恨不能的矛盾关系模式,最后被复制到了生活当中,造成了巨大的伤害。比如:女孩在学校难以合群,就像总是看到爸爸身上的缺点一样,她很容易看到同学的不足,有时忍不住指出来,却发现很多同学针对自己,如果不指出来,自己又觉得难受。就这样,与人相处时她总是不能掌握恰当的分寸,左右为难,她不想去学校,索性一走了之。

这也说明了一个道理:出问题的常常是孩子,但从心理学角度来看,病的其实是家庭。

那么,家庭发生了什么,让孩子身陷心理疾病的泥沼呢?

其实,绝大多数父母都尽力爱着孩子,他们倾其所有,甚至不惜放弃自己的生活去照料孩子。只是有时候事与愿违,孩子过得并不好。

在孩子的心理发展过程中,有个重要的环节就是跟父母表达情绪,尤其是能用坦率的方式表达出对父母的不满,而父母需要平静地接受孩子的矛盾情绪。

父母如果对自己的身份有道德层面的要求,面对孩子的抱怨、指责、批评等攻击行为,很可能会感觉受挫,甚至内疚,这样的话,有的父母可能会否认、愤怒,甚至会利用自己的权威来呵斥、惩罚孩子。

"我们是你的父母亲,你怎么能够恩将仇报?"

"对父母怎么这种态度? 孩子需要尊重、孝顺父母!"

"小孩子就应该听父母的安排,要有礼貌!"

也有的父母会感觉受伤、委屈、抑郁,甚至无奈、哭泣,这同样会引发孩子的内疚:表达负面情绪就是忘恩负义,父母是因为自己而感到痛苦。

　　无论父母采取惩罚措施还是手足无措,都会让孩子恐惧或内疚,使他们不能顺利地表达和控制矛盾情绪。

　　而这可能带来的后遗症就是孩子的心理发展滞后,不能调整自己的情绪,与人建立关系困难,进而影响未来的社会融入。

　　家庭治疗大师维特克谈到健康家庭的一个指标是:容许爱时如胶似漆,恨时咬牙切齿。

　　而另一个指标是:父母无须向孩子证明自己的优势,允许孩子挑战自己,孩子可以扮演父亲,而父母也可以出演孩子的角色。

　　现代社会的生育率逐年下降,也许,部分原因是人们体会到做父母的诸多不易,他们不仅要赚钱养家、操持家务,还要心理足够强大,否则哪里能够招架得住情感的碰撞?

　　我和女孩约好,下次请爸爸过来,一起谈恩怨情仇。这是个尝试,也是个冒险,因为说起来轻松,做起来不易,心理治疗是个长期的过程,需要耐心投入,也需要双方的配合。

22 打妈妈的孩子

90分钟很快就要过去，第一次访谈即将结束。我正和母女总结并准备说结束语，妈妈突然提问："那我回去后，能不能按照她爸爸讲的那样，她不听话，就使劲打？"

这是她进到治疗室里，第三次这样提问了。

虽然已经回答过这个问题，可相同的问题还是被反复提问，治疗师需要克制住自己的挫败感：讲了这么久，好像还是回到了原点。

当然，这也说明了妈妈无计可施，需要被支持。可是当着孩子的面反复说这样的问题，我需要知道孩子的反应。

于是，我赶紧看看十三岁的女儿，却见她嘴角微颤，僵着脖子，一言不发。

事实上，父母都知道打孩子不是解决问题的办法，可是有时候，动手似乎是迅速扑灭家庭冲突的神器。就像妈妈说的："只有把她打怕了，她才会消停，不然总是挑衅我们，还动手打我。"

"是吗，女儿还打人啊，主要打谁？"我问道。

妈妈抹着眼泪说:"她只打我和她奶奶,爷爷和爸爸她不敢打,因为打不过。我要是不打她,她就不听话,所以我们在家里常常打成一团。"

一般而言,父母是孩子的第一任教师,孩子接受的是责打教育,学会处理冲突的方式有可能也是粗口和暴力。

可是,孩子的问题往往没有那么简单。

孩子打人和家庭处理冲突的模式密切相关,因为孩子的言行不仅代表了家庭的互动模式,同时也受家庭互动模式的影响。

我需要看看家庭发生了什么,是怎样维持这样一种以打斗为特点的互动。因此,我在第二次访谈中需要了解更多的信息:

1. 什么情况下孩子会打妈妈,什么情况下她不会打妈妈?

2. 孩子打妈妈是什么时候开始的? 那个时候发生了什么事? 家庭有哪些 变化?

3. 其他家庭成员怎么看待这个问题,他们又如何处理?

原来,女儿在学校受排挤,生闷气,回家不停找妈妈碎碎念,非要她听,除非妈妈很配合地听,不然她就时而会动手打妈妈。

"因为爸爸在外地工作,孩子之前是爷爷奶奶带大的。"妈妈补充道,"就是因为她在家和老人冲突,老人管教不了,半年前我才辞职回来照顾她,谁知道她这么不听话!"

妈妈越说越委屈:"家人都埋怨我,说我越带越坏!"

"可是,孩子打人是什么时候开始的呢?"

妈妈只说女儿和爷爷奶奶起冲突时甚至会动手,但是也没有说清楚到底是什么时候开始的。

那么,我需要问女儿:"我相信你不是生下来就打人,可能发生了什么,或者你是想用这种方法表达你自己,你是什么时候开始用这种方法的呢?"

女儿很配合:"我三年级的时候,不想听爷爷奶奶的,开始跟他们顶嘴。"

"为什么是三年级而不是一年级、二年级呢?"

女儿嗫嚅着,半天说不出话来。

再看看妈妈,她也一筹莫展,谈话似乎陷入了僵局。

我只好翻看上次的治疗记录,发现妈妈在女儿二年级的时候生了妹妹,三年级恰恰是妹妹刚刚学走路的时候。那么,大宝的不良言行,是否和二宝的出生和成长有关系呢? 这是需要探讨的。

女儿哭着说:"我恨死妹妹了,最恨的还是爷爷!"

原来妹妹出生后,女儿感觉爷爷奶奶只喜欢妹妹,甚至有一次学校老师奖励棒棒糖,自己舍不得吃带回家,没想到被爷爷骂,说自己不知道照顾妹妹,留给妹妹吃。

"我最恨爷爷,是因为爷爷之前对自己最好,因为棒棒糖的事被骂以后,我觉得爷爷抛弃、背叛了我,从那以后,就什么事情都跟爷爷奶奶对着干!"

难怪女儿从三年级开始成绩下降,在学校感觉孤独,越来越不合群。

很多父母常常觉得大宝已经上学懂事了,肯定能够帮助父母照顾弟妹,却不知并非生个二宝,大宝就自动学会当哥哥姐姐,承担哥哥姐姐的责任和义务。

手足之间的竞争无处不在。另外,由于大宝作为独生子女的特权被挑战,失落感没有被很好地安抚,安全感没有被重新建立,很难希望他(她)能够对二宝和颜悦色。

很多大宝可能会出现情绪失控、行为出格的表现。比如有的家长可能发现:大宝会出现越来越不听话、闯祸、不完成作业,甚至生病等状况。父母难免大发雷霆,以为孩子学坏了,或者故意捣乱。

其实,这都是大宝试图引起父母关注的常见方式。如果他们觉得父母更关心二宝,就会有被冷落、被抛弃的感觉。因此,对大宝来说,被责骂和惩罚也好过被父母忽略。

两个孩子之间的战斗往往在二宝开始蹒跚学步时正式打响! 一岁左右的

宝宝对身边的一切都充满好奇,还喜欢"搞破坏"。这个时期的父母往往被迫充当"消防队员",因为不是大宝生气告状"二宝又弄坏我东西,抢我东西!",就是二宝被大宝有意无意欺负而惨叫嚎哭。

然而,父母为了照顾孩子疲于奔命,往往自顾不暇,很难有心情好好回应孩子的需要,甚至还会责怪大宝不懂事、添乱。

因此,看上去是大宝不守规则,其实往往是父母需要支持。

我需要问妈妈:"听起来,你的回应和女儿是否打你有直接关系,为什么你有时候回应女儿,有时候不能回应她?"

妈妈抽出纸巾:"她实在缠人,有时候我心情不好,不想搭理她。"

女儿气呼呼地说:"我本来在学校就受气,看到她在家大喊大叫,我心情不爽,所以才会打她!而且和她说话,她总是不听,还发火,我更生气,更要打人!"

女儿继续解释:"我不喜欢妈妈大喊大叫,哪怕她不是冲我发火,哪怕她只是自言自语,甚至是教训二宝,我心里都不舒服,感觉心烦。"

你是心疼二宝,还是见不得妈妈不开心?这个需要探讨一下。

女儿连忙摆手:"我不喜欢二宝,看到妈妈不开心,大喊大叫,我就烦躁。"

不知道发生了什么,女儿竟然是妈妈的情绪督察,只要看到妈妈情绪不稳定,她就要镇压。

那么,妈妈的情绪到底怎么了呢?

原来,妈妈一个人辞职回乡带娃,离开了熟悉的生活和工作环境,经济收入也受到影响。女儿越来越不听话,婆家人又指责自己带不好孩子,当然有很多不开心的时候。有时候气不打一处来,就自己躲起来大吼一声,偏偏被女儿听到,又是一场口舌拳脚。

妈妈实在搞不懂:为什么十三岁的女儿那么不懂事,尽添乱。

其实,妈妈的困扰不止这些,两个孩子断奶后,都是爷爷奶奶带大,父母只是偶尔假期回家探望。在孩子的成长过程中,他们缺失了很多养育孩子的苦辣酸甜,也摸不清孩子在逐渐成长中的需要和变化。

父母离家的时候,孩子还是嗷嗷待哺的婴儿,等妈妈回家,迎接她的已经是青春期的大女儿和上幼儿园的小女儿,而她的记忆很可能还停留在孩子的婴儿阶段,很容易会以婴儿的需要和标准去看待和接触孩子。

而两个孩子也是离开熟悉的养育环境,骤然和妈妈相处,自然有欢乐,同时也有很多需要双方熟悉、磨合的地方。大女儿可能对变化更敏感,所以她特别在意妈妈的情绪。

当然,女儿对妈妈情绪的监控,可能还有其他原因,比如:

1. 妈妈的情绪不稳定,孩子就会觉得没有安全感,所以女儿需要打断妈妈;

2. 女儿用或打或骂的方式对待妈妈,其实是想救妈妈,害怕她沉浸在糟糕的情绪中不能自拔;

3. 女儿莫名其妙打人也许是想表达什么,只是孩子还没有学会恰当的表达方式,无法让别人理解她,所以她可能需要父母更多的包容和关怀,帮她去整理自己的想法。

总而言之,家庭治疗理论认为,孩子之所以会出现莫名其妙的心理疾病,本质上是因为想救父母和家庭,只是孩子总是不能辨别自己的情绪,更不能命名和表达,所以他们很难让成人理解自己。越是不被理解,孩子越是要不停造作,甚至弄得家庭鸡飞狗跳。

要帮助这个家庭,需要明白:

1. 夫妻不是有了两个孩子就知道怎么做父母,要想照顾好孩子,父母也需要不断学习,尤其需要了解两个年龄层次的孩子不同的需要及回应孩子的方法;

2. 如果父母自身没有得到很好的支持,他们会感觉无能和无助,很难再要求他们理解大宝的心思;

3. 父母需要支持和理解,要帮助他们寻找资源、利用资源,以便更好地照顾孩子。

因此,我们约好下周继续会谈,我希望能和妈妈进行更深入的交谈。会谈的焦点将是探讨夫妻关系,因为妈妈只有感觉到来自丈夫深深的支持和帮助,才能够有足够的能量和两个孩子周旋。

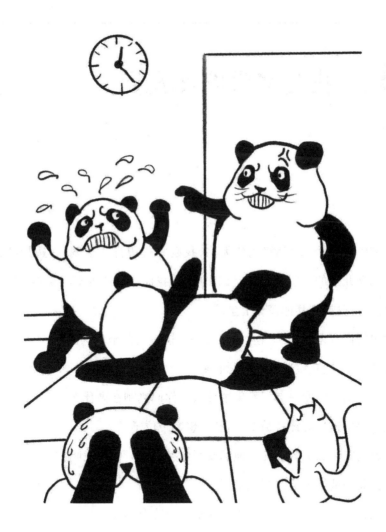

23　我是父母的泥瓦匠

南方酷暑难耐,治疗室闷热无比,我赶紧一边打开空调,一边招呼家庭就座。看到女儿选的位置正对着空调出风口,我提醒她:"等下如果感觉空调风太凉,你可以自己换到其他椅子上坐。"

没想到话音未落,父母连忙起身,一个拉着女儿坐自己的沙发,另一个忙着搬旁边的椅子,治疗室里突然忙碌起来。

我只好请他们慢一点:"发生了什么? 你们刚刚在做什么?"

爸爸妈妈连忙解释:"怕女儿受凉,想换个位子。"

我就问二十二岁的女儿:"他们要帮你换位子。你同意吗?"

女儿无奈地笑了笑:"习惯了。"

"什么习惯了,说明白点好吗?"我不放过这个话题。

原来父母中年得女,对女儿爱护有加,女儿生活中的一切事宜都是父母亲力亲为,尤其是妈妈,更是事无巨细,全权包办。

"那么,女儿喜欢这样吗?"

女儿心直口快："父母最大的问题就是总要安排我的生活,变态地控制我。"

接着她细细叙说起父母是怎样包办她的生活,甚至所学专业也是父母安排的,她不喜欢那个专业,休学两次,还是不能坚持上学,最后只能退学。

父母已经按捺不住,谈起女儿的学业,他们既担心孩子的未来,又忙着否认做过手脚。

但是女儿坚决地说："你们就是不想让我去外地上学,就连我想去留学,也是斗争很久,你才勉强答应。"

"留学也很好啊,后来呢?"我问道。

女儿停顿了一下："没去成,英语补习班都缴费上课了,最后还是决定不去,虽然我一开始特别想去。"

我十分好奇："既然那么想去,好不容易争取的机会,为什么又放弃呢?"

女儿是这样解释的："因为我一个人在北京学语言,感觉还是不适应那边的环境,这么说来,也是因为在家他们像管小孩一样管我。"

爸爸连声认错："我们做得不对,太溺爱孩子,结果造成女儿出现心理问题。"

这样的会谈内容,有时候容易让旁观者把孩子的学业失败和父母的过度保护联系起来。

可是,爱孩子,怎么就变成害孩子呢?

我不能轻易接受这样的理由,否则,明明是家庭治疗,却变成对父母挑错,好像他们不知道怎样和孩子相处。

所以我请他们继续谈下去,看看家庭成员到底发生什么样的互动,导致父母那么爱孩子却不讨好,而孩子虽然闹着要出去却又铩羽而归的局面。

于是,我问妈妈："你同意他们说的吗?"

妈妈承认家里有问题,但是具体原因她需要去寻找。

对于爸爸的解释,妈妈似乎另有看法。

而女儿连忙回答:"其实跟他们关系不大,主要是小孩子和父母之间要有距离,相处要有个度。"

女儿的回答耐人寻味。不知道发生了什么,她悄悄地改变了话锋。这个改变跟父母刚刚的反应有关系吗?

这是家庭治疗需要探讨的方向,因为每个家庭成员同在一个屋檐下,言行举止都是相互影响的。

顺着这个方向的探索,女儿谈到了另一个话题:"其实这次来,我希望谈他们两个人的问题,他们俩经常吵架,前天还大吵特吵。"

用女儿的话说,爸爸脾气暴,妈妈翻旧账,我是他们的泥瓦匠,两边劝和。

"哦,你是他们的泥瓦匠啊,当了多久了?"我很好奇。

原来,女儿上高中的时候注意到父母吵架频繁,所以是从那个时候开始的。

"为什么是高中?之前呢?是因为他们不吵架,还是你没注意?"我要继续探索下去。

女儿也感觉奇怪:"其实父母一直吵架,只是之前不怎么关心,上了高中才特别意识到。可能是爸爸那时候调回本地工作了。"

妈妈也点头:"之前她爸爸回家少,我忙工作,两个人碰面也少。"

爸爸赶紧解释,他认为每次吵架都是因为女儿上学赖床这一拖延问题,夫妻互相指责对方没有及时喊女儿。

妈妈也说爸爸脾气急,每次女儿迟到,他就会怪她没有做好服务。

就这样,夫妻看似解释争吵的原因,其实话题始终围绕着女儿。我需要问问女儿是否同意。

果然,女儿摇头:"不是的,他们吵架是因为我爸脾气暴,说话偏激。"

话音未落,妈妈接过话茬,仔细述说丈夫的各种不是。

有意思的是,女儿不停插嘴补充细节,怕我不懂,还特意举例子说明。

母女俩就这样你一言我一语，爸爸忍不住辩解起来。

他们争论的焦点主要是祖父母，一方觉得在婆家受委屈，另一方坚称孝顺最重要，哪能抱怨父母？

女儿连声称是："这个就是他们吵架的主要原因！"

"是吗，你怎么知道的，有多久了？"我赶紧问女儿。

女儿说从小就听到了，每次都是她安慰妈妈，劝说爸爸。

难怪女儿说自己是泥瓦匠，那么父母觉得女儿这个泥瓦匠做得好吗？

爸爸忍不住赞叹："我女儿虽然自理能力不太好，但说话特别有道理，每次劝我，都能说到点子上。"

女儿得意洋洋："那是，我做泥瓦匠可是仁至义尽，每次妈妈不开心，都是我抱她哄她。"

妈妈也宽慰地笑了，觉得这么多年都是女儿在陪自己，女儿也特别懂事。

有意思的是，本来和妈妈争论不休的爸爸，扭头看了看懒懒地瘫在沙发上的女儿，还不时叮嘱女儿："你不要睡觉啊。"

我问他为什么这么说，他说怕女儿着凉。这么体贴女儿的爸爸，偏偏对老婆抹眼泪无动于衷。

难怪妈妈一个劲拿纸巾拭泪，说老公对他妈妈和女儿都特别体贴，偏偏对自己凶，还发脾气。妈妈认为自己又不欠他的，何必受气。

妈妈伤心的时候想过离婚，觉得老公要求高，还挑剔，跟他一起生活压力太大。

女儿本来懒洋洋地靠在沙发上，闻声竟然立马坐起，点头连声说："是的！是的！"

我问她同意什么，女儿绘声绘色地跟我描述爸爸的各种坏脾气，以及她是怎么两头哄，两头劝和的。妈妈受气后会一直跟女儿倾诉，而女儿也善于倾听，纾解妈妈的怨气，还会开导爸爸。

妈妈破涕为笑："这么多年都是女儿陪我，幸亏有她！"

"原来，女儿你是妈妈的知心爱人啊，你当了多久？妈妈满意吗？"话音刚落，全家都笑了起来。

我并非要开玩笑，而是希望父母明白一个道理：父母争执不休，一方感觉委屈，可能会向孩子寻求安慰，而孩子也有意无意卷入父母关系中。

有的孩子变身"解语花"，变成父母的知心爱人，安抚受伤的父母；也有的孩子会生莫名其妙的心理疾病，而心理病恰恰会固着家庭关系。

有个生病的孩子，父母的婚姻往往会相对稳定，因为每个人都维持在固定的角色中，谁也动不了。

孩子天生对父母关系敏感，一方面是由于寻求环境和情绪安全的本能，另一方面也是放心不下父母，不忍心看到父母郁郁寡欢。而这样很可能会导致他们放弃自己的生活，变成父母的情绪照看者。

那么，这个家庭是什么样的情况呢？

女儿向我娓娓道来："我很小就知道我家和别人家不一样，父母年纪大，养我不容易，所以我从小就提心吊胆，有很多顾虑，怕我不能照顾他们。他们依赖我，我也放任他们，我以后不想结婚，就这么陪着他们才好。"

爱护父母也没什么问题，只是女儿荒废学业，整天足不出户、昼夜颠倒，其实是放弃了自己的人生。

女儿不同意："我也不想放弃我的人生，只是和父母交谈得太久太多，我信任他们。他们对我不是太严格，也不希望我远走，所以我也放心不下家里。"

父母早就红了眼圈，连声说愧疚，表示第一次知道女儿如此操心父母。

不过，家庭治疗不是指责父母，而是帮他们看到每个人看似莫名其妙的言行背后所反映的千丝万缕的家庭关系。

要帮女儿找到自己的人生，更需要为父母提供支持。看似是孩子不能出门，其实背后是整个家庭的相互牵连，甚至是几代人之间的纠缠。

妻子埋怨丈夫脾气暴躁,其实是渴望丈夫的关怀与呵护,如果情感需要长期没有被满足,她就会感觉被忽视、被冷落。

每个人都希望伴侣能够在乎自己、重视自己,否则当然会有负面情绪,通常是这次的情感巨亏还没有弥补,新的亏空又来,前账旧账自然利滚利。

而男人不知是粗枝大叶,还是回避情感,通常不能回应妻子的情感需要,甚至埋怨老婆翻旧账。

有的丈夫更是声称:工资卡都给你了,还讲那些肉麻的话做什么。

世界上总有各种阴错阳差,也许男人是靠行为来表现爱,而女人偏偏选择用听的方式来爱。只是父母需要成熟的处理情感的能力,自行解决夫妻分歧,否则就需要孩子来当两人的泥瓦匠。

24　替父母安排家庭治疗的孩子

这个家庭如约而来,我照例要问每个家庭成员:"你们是怎么想起要约家庭治疗的?"

爸爸的解答是十八岁的儿子上周开始见个体心理治疗师,目前谈了一次,只谈了家庭的事情,所以个体心理治疗师建议他们全家来谈。

妈妈也补充了儿子见心理治疗师的事情。

我要问问儿子:"到底是心理治疗师的安排,还是你自己想带父母见家庭治疗师?"

儿子说家庭不和谐,希望父母一起来谈。

爸爸另有说法,他认为儿子的问题主要是因为初中时被班主任冤枉,班主任当众责罚了他,儿子心里过不去那个坎。从那以后,儿子一遇到学习上的困难,就埋怨父母当年没有帮助他。那时候家长都忙于工作,没有把孩子的事情放在心上,事后觉得当时确实不应该如此处理。

妈妈也连声跟儿子道歉,认为是自己疏忽,那时候觉得孩子小题大做,没想到这件事情直到今天还在影响孩子。

"可是你的儿子为什么不跟心理治疗师谈自己的心事,却一直谈家里的事情呢?你们家发生了什么?"家庭治疗师需要有本能的好奇,我要弄清楚这个奇怪的地方。

爸爸说:"家庭确实存在问题,对孩子影响不好,不过都是一些小事情,谁家没有呢?"

我要问问妈妈,看看她怎么回应丈夫的话。

妈妈谈到孩子之前成绩很好,家里这几年发生矛盾冲突,给孩子带来了不好的影响。

"为什么是这几年有矛盾,之前呢?"我好奇地问。

爸爸的话匣子就此打开。原来夫妻争执的起因是公婆的赡养问题。儿子上初中时,公婆病重,需要人照顾,爸爸本来想接母亲从老家过来同住,因为妻子反对,只好作罢。没想到不久后,双亲接连去世,子欲养而亲不待,爸爸对老母亲充满愧疚,他越想越难过,越想越生气。

妈妈连忙辩解,并非是她拒绝赡养老人。她还谈到各种缘由和苦衷,证明自己的安排合情合理,没想到被误解至今。

家庭治疗师很容易被当成包青天,需要明辨是非,替他们主持正义。

而我需要坚持中立,不要变成他们的家庭调解师。

我相信他们各自的理由,在家里一定说过千百遍,如今在治疗室里依然反复申明,这恰恰说明他们各自坚持的道理,对方根本不屑一顾。

人际关系的奇怪之处在于,一个人越是感觉被误解、忽略,他就越是拼命解释,越是解释,往往越容易被拒之门外。

人的心理也很微妙:

第一,一个人越解释,越证明他心里认为对方是傻瓜,觉得对方这么简单的道理都搞不懂。

第二,解释是一种防卫,是对方错了而自己没错,别人不可以挑自己的错处。

有时候,家庭的无效对话就这样反复上演,最后变成夫妻各执一词,谁也不要听对方的。

那么,我要分别问他们:为什么你不相信他(她),不相信他(她)哪一点?

果然,他们有太多理由证明对方不值得信任。只是,所有的证据都离不开对方的原生家庭。

妈妈痛哭出声:"他只顾自己的父母和工作,心不在我这里。"

爸爸冷哼一声:"在她眼里,我就是个不负责任、不顾家的男人!其实,她反对我母亲过来,我也没有说什么,只是父母去世,我心里很难受。"

有意思的是,爸爸们处理婆媳矛盾,常常希望妻子深明大义,顺从一下,家里太平就好。

也许,爸爸们不敢面对也无法解决母亲的失望,只好要求妻子忍让;或者,在发生家庭冲突时,选择偏向某一方是一种可以迅速制止事态发展,也是让事情简单化的策略。

只是,家庭琐事往往是扯断骨头连着筋,既要有情也要讲理,哪能那么容易就简单处理?

也许爸爸的家族文化更具农耕传统特性:女人就该伺候男人,晚辈就该顺着长辈。

可是,现代女性出得厅堂入得厨房,有自己的思想和主张,怎会轻易委曲求全。

妈妈继续辩解和婆婆的不愉快相处,错不在己。

不待妈妈讲完,爸爸已经做了解释:"娶了城市媳妇,可能城市习俗跟我老家的不一样,不过我父母也没有做错什么。"

夫妻谈话就这样陷入僵局,每当出现这种局面,我都要看看儿子的反应。

他原本一直闷不吭声,此刻却小心翼翼地替妈妈补充:"你每次喝完酒,就会责怪我妈。"

儿子谈话的内容需要考虑,而他谈话的方式更值得推敲:他分明是个为妈妈打抱不平的孩子。

这个家庭看上去是夫妻争执原生家庭的是是非非,但我却注意到,父子两代分别都是妈妈的好儿子,都是在乎妈妈情绪,担心妈妈不开心的孩子。

每个怜惜妈妈的儿子,其实都有一个"不靠谱"的爸爸,儿子不相信爸爸能够善待自己的妈妈,只好亲力亲为,成家之后,还可能护母不护妻,却不知他对妻子的冷落,往往被自己的孩子看在眼里疼在心里。

这样一代又一代,复制出同种类型的护母孩子。

帮父母是每个孩子的天性,如果爸爸因为护母而影响自己的婚姻关系,或者孩子觉得父母的问题影响到自己,要带他们来做家庭治疗,那就要深入了解这个家庭到底怎么了。

单独听家庭成员的话,会发现每个人说的都很有道理,只是这些道理往往是他们站在自己的视角得出的,却忽略了婚姻是两个人三条腿走路,夫妻做任何决定都需要双方的配合。

有的时候,伴侣恰恰忘记对方的需要,甚至还会恼怒对方不支持自己如此合情合理的安排。

家庭治疗师需要中立,不要过度支持或疏远某些家庭成员,而是要提供一个让他们表现真实自我的舞台。

眼前的这幕家庭剧已经处于胶着状态,我只好另辟蹊径:"对不起,看你们如此争执,我不明白,是什么原因让你们还可以维持婚姻,没有离婚?"

爸爸说为了孩子,不要离婚。

这个理由对于妻子来说却如同灭顶:我是因为在乎你才舍不得离婚,没想到你的心里根本没有我。

家庭成员应该如何对待大小家庭以顺应现代社会的发展呢？首先是需要设定大小家庭的边界，互不干扰固然显得不近人情，可是如果大小家庭互相干扰、纠缠不清，亲人反而会变成敌人。

其次是夫妻关系需要更多的弹性，求同的前提是存异，夫妻应接纳与自己原生家庭规则不同的设定。

否则，双方为了各自父母而战，这一战斗往往没有赢家，却牺牲了无辜的孩子。

我问儿子："如果心理医生把你的病治好了，你觉得父母会是什么样的状态？"

他皱眉低头："我觉得他们还会吵架。"

我给了他建议："如果你不希望他们吵架，那你就不要好起来，或者即使你的病好了，你也装病，怎么样？"

没想到爸爸呵呵笑了，妈妈也抿嘴乐了。

儿子自有想法，总结为三点：

1. 父母沟通有问题，对我有影响，我困惑家庭关系能否维系下去，担心他们离婚，我还希望他们能够好好地在一起；

2. 父母吵架，总是要扯到我，指责对方没有照顾好我，希望他们不要把我牵扯到他们的事情中；

3. 他们吵完，总是分别跟我抱怨对方的不好，我实在难以抉择。

父母听完，默不作声。

事实上，每个孩子都会抗议父母争吵，只是父母因为自己的情绪、需要等问题，往往会忽略孩子的发声。

只是，这一次孩子在家庭治疗室里说了出来，他们就必须得去面对。

家庭治疗做得久了，我越来越认清一个道理：没有一种处理方式是放之四海而皆准的。因为，每个家庭都有自己的困难，怎么解决却是各家各户的智慧。

　　夫妻越早放弃天作之合的幻想,越能够面对现实。而现实就是,每个家庭都有自己的困难,需要双方去协商解决。

　　那么,作为家庭治疗师,我也要放弃自己对完美家庭的幻想,按捺住自己对别的家庭指手画脚的冲动。

　　因为夫妻的每种互动都情有可原,由来已久。要解决家庭问题,最重要的是让他们明白自己的互动方式。而家庭愿意来谈,就是一个新的开始,值得拭目以待。

25 扫地机男孩

送走这个家庭,我回头看看办公室,地砖亮晶晶的,一尘不染。

我对吴主任说:"主任,今天你的办公室不需要打扫了,因为刚刚那个男孩满地打滚,用他的身体把每个角落都扫了一遍。"

这是个八岁的男孩,因为多动,成绩差,被老师建议来做心理治疗,希望好好治治这孩子的多动不休,提高成绩,这也是这次奶奶和妈妈带孩子来的原因。

孩子动来动去,注意力无法集中,通常要考虑两方面因素。一种是生物学因素。孩子患上了注意缺陷多动障碍,这是儿童最常见的精神行为障碍,可能与基因遗传有关。孩子不仅专注力差,行为过度活跃,还情绪易冲动。这种情况通常以药物治疗为主,辅助心理治疗。另一种是家庭教育环境因素。研究发现,不良的养育环境、虐待、灾难性事件等都会影响孩子的专注力。需要注意的是,家庭成员的互动模式和家庭关系,也会从多方面影响孩子。

那么,这个男孩的多动究竟是哪种原因造成的呢?

首先我安排了家庭访谈,主要是收集资料,了解孩子的问题如何发生,何时发生,发生的前后伴随了哪些事件,家人如何处理,等等。这样的探寻是为了做出评估:引发孩子问题的究竟是生物学因素,还是环境因素。

如果是环境因素,就需要继续家庭治疗,调整家庭关系,帮助父母养育孩子。

奶奶和妈妈带着孩子进诊室落座,简单寒暄之后,她们就不停提醒孩子,让孩子不要动。

也许是管理孩子太久,妈妈和奶奶都习惯盯着孩子,就连跟我说话,她们都是面对着孩子。

孩子一进门倒也安稳,也很有礼貌,分明是个可爱的小男孩。奶奶介绍他的情况时,孩子也配合地点头。

不过没过多久,孩子开始一边瞅着家人,一边不动声色地甩起了手臂,接着是挪屁股,再一会儿,这孩子都爬到沙发扶手处了。

孩子有点闹腾,作为治疗师,我需要静观其变,看看家长如何处理。

奶奶坐得离孩子更近,她赶紧劝孩子坐好,试图拉住孩子。而妈妈倒是没那么操心,一副司空见惯的样子。

"那么,在家管教孩子的时候,也是这样吗?"

奶奶开始诉说苦楚:"孙子坐不住,每天晚上都写不完作业,搞到很晚才睡……"

辅导孩子写作业,如此辛苦还没成效,就需要了解他们具体是怎么操作的,遇到的困难究竟是什么。

妈妈一脸焦虑地表示:"实在没有办法,怎么讲孩子都不听。"

奶奶自有主张,她认为妈妈的教育方式不对,认为她太急躁,每次提醒她轻声一点,耐心一点,无奈儿媳妇总是不听。

再看看妈妈的反应,却见她满脸委屈:"凭什么他爸爸不管? 每次我搞不定这孩子,喊他爸爸管,他不也是对孩子大吼大叫,最后闹得鸡飞狗跳吗?"

当谈话的焦点落到没有来治疗室的爸爸身上，婆媳两人迅速冷场。奶奶嘟囔了一句就再也不说话了，而妈妈却红了眼睛。

"是啊，今天的会谈，爸爸没有参加，爸爸去哪儿了？"

妈妈的解释是爸爸不想来，他认为心理治疗没有用。但是妈妈认为其实是爸爸不想参与。

这次家庭治疗是奶奶电话预约的，奇怪的是，奶奶喊来了儿媳妇，却喊不来儿子。

奶奶谈到儿子一脸无奈："他就那个性格，我也喊不动他。"

再看妈妈，她很不开心，越来越觉得委屈："奶奶太能干，把儿子的事情都做完了，他当然不要做。"

谈到这里，谈话内容已经不是围绕孩子多动，而是大人之间的互动和冲突。

家长辅导孩子写作业不顺利，很可能会造成冲突。一种冲突是亲子之间的，即父母管教孩子，可是孩子并没有顺利服从，结果父母可能"上纲上线"，亲子之间出现矛盾冲突；

另一种是伴侣之间的，往往是旁观的一方明察秋毫，轻易就发现亲子冲突中另一方的问题，觉得对方没有正确处理孩子问题，如果按照自己的建议，问题必然迎刃而解。

有趣的是，伴侣对好心提醒自己的另一半往往只会反感，甚至和对方发生口角。

伴侣们不解的是，明明好心给予对方合理的建议，却总是事与愿违。

这个时候，长辈的干涉往往于事无补，只会火上浇油。

为什么合理的建议这样难以被采纳、实施呢？这通常是夫妻需要注意的地方。

妈妈是这样解释的："我每次教孩子写作业都不顺利，喊老公来教一会儿，他来是来了，但是啰里啰唆，埋怨我没有耐心。可是我的孩子被医生确诊为多动症,他就是个爱动的孩子,怎么会一连几个小时坐在那里写作业?"

我很好奇:"是啊,孩子多动症,不能几个小时一直写作业,这和你老公埋怨你有什么联系呢?"

妈妈说:"他自己不做事,总是指手画脚,说我没耐心,可是他自己也不耐烦,也是冲孩子大吼大叫!"

原来,妈妈不接受老公的建议,有时候是因为没有感觉对方在协助,还有的时候,是觉得对方根本没有资格提出指导意见,因为他自己做得也不好。

妈妈继续补充:"听上去他是提建议,其实是借机埋怨人,谁还听不出来吗?"

家庭里就是这么奇怪,不缺乏一针见血分析问题原因,提出解决方法的人。

只是这些方法往往不能实施,因为再正确的方法,也无法让不信任你的人去配合你。

因此,越是回避关系冲突,只希望迅速解决问题,问题往往越会复杂地纠缠在一起。

可惜爸爸没来,没法验证妈妈的说法。我再问奶奶,却见她摇头:"他们两个人都没耐心。"

"父母没有耐心,奶奶陪孩子有用吗?"

奶奶认为自己至少不会打骂孩子,只不过年纪大了,白天做饭,晚上还要陪孩子,觉得自己精力有限,实在折腾不起。

没想到,刚刚还在沙发上扭动的孩子突然跳了起来,兴奋地挥动双手,抢着对我说:"我爸爸陪我写作业时会在旁边睡觉,有时候我写着写着,一抬头,发现他睡了,还打呼噜,我就站起来跳舞,啦啦啦,就是这样跳的,可是他都没醒,哈哈哈!"

妈妈摇头:"你爸爸就是这样子!"

"可是,你也玩手机啊,你不是应该陪我写作业吗?你总是玩手机,有时还偷偷笑,我也跳舞啊,啦啦啦,这样子跳,你都没看见我跳舞!"孩子一点不客气,接着补刀。

没想到孩子这样毫不留情,妈妈尴尬极了。奶奶焦急地搓手:"他们就是这样带孩子的!"

再看孩子,他就像上了发条的玩具,一会儿兴奋地在沙发茶几上乱跳,一会儿索性满地打滚,简直就像扫地机,房间每块地砖都被他给擦干净了。

我连忙请他安静一下:"来,休息下,你为什么要跳舞,还说他们没有发现?"

孩子继续跳舞给我看:"他们总是说陪我,可是一个睡觉,一个玩手机,所以我就不写作业,就这样跳舞,他们都没发现!"

"为什么你不写作业呢?"

"我写完作业,他们还会要我听写,我不想听写! 我要看他们怎么陪我!"孩子说着又跳了起来。

再看奶奶和妈妈,她们面面相觑,没想到孩子是有意手舞足蹈,更没想到的是,他们家有个特别的相处模式——奶奶纠正妈妈,妈妈盯着爸爸,而孩子针对父母。

无论是出于什么原因,如果不解决孩子针对父母,而父母各自为政这个问题,家长都是没法管教孩子的。

因为,父母需要足够的支持和权威,才能实施对孩子的管教。

家庭就是这么奇怪,一家人在一起互相配合互相协助,可是有时候因为各种原因,一方本来是试图通过改变对方解决问题,结果一个紧盯另一个,形成连环套,大家卡在一起,谁都不能动,每个人都是对方的囚徒。

谁都不能动的前提是,一家人卡在一起,谁也不想先改变,常常追着要对方先做出改变。每个人都从自己的角度看问题,能轻易看到对方的不足。

人最大的问题就是:每个人都是别人问题的专家。

因而,有时候会觉得只要对方改变,其他问题就迎刃而解。

问题是,对方也这么认为,觉得你才有问题。

事实上,这样过于固定和僵化的相处模式才制造了问题。一家人几十年如一日地相处,如果相处模式单一,家庭成员很可能在应对新事件时不能灵活贯通,而是一根筋地处理问题。

比如:孩子进入新学校,一定会应对新情况,家庭以往的合作方式可能需要调整,家庭成员可能要有新的配合和分工,协助孩子成功适应学校生活。

因此,这个家庭经过访谈,他们明白了:

1. 解决这个男孩的多动问题,需要家庭成员合作和多方面的配合;

2. 父母和奶奶需要重新调整他们的关系模式;

3. 他们需要一起讨论如何避免连环指责和有针对的互动模式,重新商议一个新方案。

26 父母难过，我就开心

在病房走廊见到她的第一刻，女孩很坚决："我不要做个体心理治疗，要做家庭治疗！"

"没问题，如果你的父母在这里，喊他们一起来谈。"

女孩又踌躇了："可是我爸爸今天不在"。

她妈妈也在旁边补充起来："孩子爸爸在外打工，最快要下周才能来。"

女孩急不可待："让他请假，下午就过来吧，滴滴打车很快的！"

妈妈连忙阻止："实在太远了。"

虽然治疗还没有开始，但是我忍不住好奇："为什么你那么坚持要做家庭治疗？难道你是想修理父母吗？"

女孩笑了一下，接着又发愁："是的！我就想修理他们！可是我爸爸不在，我又等不及下周！"

那就请她们母女先来会谈。

首先我需要知道，女儿如此坚持做家庭治疗，到底有什么原因和目的。

女孩未语泪先流："我的问题都是他们造成的。"

她谈到从小留守，随爷爷奶奶生活，父母常年在外打工，很少关心自己。

"这么说，父母都不关心你啊，可是，你刚刚为什么坚持要爸爸来谈呢？有什么特别的原因吗？"我很好奇。

女儿哭得更厉害了："都是因为他说了那句话，所以我就不上学了，我恨透了他！"

原来，女儿读初一的时候心情不好，打电话给爸爸诉苦，说自己不想上学了。没想到爸爸说："不想上学就别上了。"

女儿赌气，从此再也没有去学校。这些年来，只要想到自己失学就很难过，也很后悔，所以特别气爸爸。

"你气爸爸什么呢？"

女儿含着眼泪："气他明明可以好好跟我讲话，为什么非要说那句话？"

妈妈连忙劝解："你爸爸也就是说话不注意，你不要当真。"

是啊，父母有时候也不会那么完美，可能会因为太忙碌忽视孩子，也会因为心情不好让孩子感觉受伤。

孩子的声声抱怨让人难以置之不理。但如果顺从孩子的埋怨，治疗师很可能会扮演指责父母失职的批评者的角色。那样往往对父母不公平。

对家庭治疗师来说，在家庭成员各自的理由之间掌握分寸，尽量不偏不倚，保持中立，不是件容易的事。

有个比较好的方法，就是不仅仅对他们的谈话内容进行回应，也要关注他们之间的关系和互动方式。

另外，治疗师和家庭工作，不能只盯着出问题的那个人，而是要把所有人都看作是立体的人。换言之，不能简单地把他人区分为好人和坏人，而是要看到这个人的多个方面。

因此，我不能接受她们这一"失职爸爸"的理由，而是继续好奇："为什么这么多年你只气爸爸?"

女孩哭得更伤心了:"我对妈妈早就失望了,当她不存在,爸爸至少稍微关心我一点。"

原来,女儿气爸爸,其实是在乎爸爸对自己的态度,渴望被爸爸关爱。

我赶紧看看妈妈,听她怎么说。

果然,妈妈连声解释:"我实在是忙,那时候也不懂怎么带孩子,现在知道错了,你要怎么样,我都会改。"

可是女儿不为所动,继续控诉起来:"从小你们就不关心我,我一个人好孤单,如果我不打电话给你们,你们一年都不会主动打给我,关心我就那么难吗?"

虽然家庭治疗师需要中立,可是也要知道,孩子气了这么多年,往往也不是三言两语就能安抚好的。

我只好另辟蹊径:"你这么需要父母,他们知道吗?"

女孩气不过:"他们不知道!"

"那你怎么办呢?"

女孩不假思索:"我就伤害自己啊!"说着伸出胳膊:"我自残!"

女孩手臂上有好几道深浅不一的伤疤。望着伤疤,我忍不住缩缩手臂,看着就心疼。

女孩倒是来了兴头:"反正我不开心,就要让他们难过,他们难过,我就快乐。"

我很好奇,父母怎样的表现会让女孩觉得他们难过? 父母做什么她就觉得快乐?

原来,女孩觉得伤害自己,父母会心疼;而且生病后,父母对她的关注变多了,很多事情都顺着她。

"那你对他们的变化满意吗?"我要追问她。

女儿自有看法:"谈不上满意不满意。"

"那你喜欢他们这样对你吗?"

女孩不假思索:"喜欢! 所以我不想看医生,不想吃药,也不想做心理治疗! 只有生病,他们才会关心我!"

生病,让女孩获得了被家人关注的机会,体验到渴望的关心和呵护,这在家庭治疗中称为"继发性获益"。

有些时候,家庭出现困境,不一定是由于家庭遭遇重大事件,而是因为家庭成员在试图解决家庭生存发展问题上进行了一些尝试,而这些尝试不但没有解决问题,反而变成了问题的一部分。

另外,家庭对问题往往有自己确定的归因和解决方式。比如,女孩坚持认为,只有孩子生病,父母才会关心孩子。

这样的想法很可能让她维持着病人的角色,造成的后果之一,就是她丧失或者放弃发展其他角色。

孩子生病的另一个后果是,可能会阻碍家庭的正常发展节奏。比如:父母辞职陪伴孩子,而孩子却在应该离家发展自己的年纪继续和父母纠缠,变成离不开家的孩子,这样一来,一家人谁也无法自由地开展自己的生活。

家庭治疗师恰恰要挑战他们的确定性看法,帮助家庭尝试不一样的解决方式。

第二次访谈,爸爸如约而至。我需要问他:"你为何会来? 谁喊你来的?"

爸爸笑着说:"女儿喊我做家庭治疗,我就来了。"

那么,爸爸是否了解家庭治疗? 女儿是否和爸爸说过喊他来的理由? 爸爸怎么看待这次访谈? 有什么期待? 这些都是我首先需要了解的。因为,一个家庭成员新加入既有的访谈,治疗师需要了解他的来访缘由、动机、需求,还要和前一次的访谈进行连接,帮助这个新加入的成员迅速进入对话,同时,治疗师也可以了解更多和家庭互动相关的信息。

爸爸的回答都是不知道,反正女儿喊他,他就来了。

我赶紧看女儿，却见她笑眯眯的。

"为什么喊爸爸来，却不说喊他来的原因呢？"我很好奇。

女儿立刻抹起眼泪："我就是想喊爸爸来，有些话憋在心里难受，想说给他听，在家感觉和父母距离太远，说不出来。"

只是，爸爸一听到女儿呼唤就来参与会谈，也不像是个会忽略孩子的父亲。女儿也承认："相对来说，爸爸对我的关心确实多一些，我就是恨他当年让我辍学的那句话。"

"是啊，为什么他关心你，你却那么恨他呢？为什么不恨妈妈？"

女儿的想法很有意思，她认为妈妈脾气暴，谁也说服不了她，也不想恨她，因为恨了也没用。

"如此说来，女儿觉得爸爸是可造之才，希望改变爸爸，教他学会怎么做爸爸吗？"

妈妈已经抢过话头："没关系，只要你说出来，我们尽量改，以前的事情没有办法挽回，以后我们一定改好。"

"那么，女儿同意吗？"

女儿摇头："不，他们改不了的！"

说着，女儿又谈起辍学的理由，表示忘不掉。

爸爸连忙争辩："我那时没有那样说，我不是那个意思！"

两个人为多年前的旧案各执己见，看上去他们是在争执对错，但也可能他们是想寻求对方的关注。

家庭成员为陈年往事纠缠不休，很多时候不仅是情绪上的发泄，也是情感上的交流，毕竟能够互相争执，说明心里仍旧在意对方。

留守孩子叫苦，打工父母同样不易，过去缺失的爱给孩子带来的伤痛，常常变成痛苦的回忆。

这些痛苦的回忆有个特点，那就是往往因为各种原因不能被诉说，或者说也说不清楚，如鲠在喉。

因此，提供一个机会慢慢诉说，是对待过去伤痛的一个良方。

被允许诉说的好处就是：说着说着，往事往往会被慢慢理顺，不再那么百转千回，让人怨气难消，甚至还可能产生新的思路。

女儿心中的怨言想要一吐为快，难怪她口口声声说要喊爸爸来听。

当然，只是诉说或出气，肯定不能完全解决多年的缺失之痛。怎样把过去的痛，变成未来开心活下去的理由，需要全家一起努力。

家庭中的困难分为两种：一种是能够有解决方法的困难，比如买菜做饭、购物社交、抚养孩子等实际生活中的问题，这些是可以通过协商或者求助来解决的；另一种是难以有解决方法的困难，比如个性、文化、宗教信仰方面的巨大差异，还有一些是慢性的、长期的困难事件，比如疾病、残障、失业等生活中的危机事件。

过去亲子关系方面的缺失，已经成为这个家庭的历史经验，试图改写过去的缺失也是徒劳，因为这是永远也无法解决的困难。

那么这个家庭就需要重新评估目前的状态和需要，如何在既有的历史经验下，一起开始新的生活，是他们需要面对的问题。

好在女儿非常有领悟力，出院之前，她特意跟我谈："过去的不可能重来，现在生气也没用。我其实一直没靠过他们，如果他们真的有问题，我也不能改变他们。"

是啊，也许我们都有不完美的体验，都想改变那些对我们不好的人。只是对方能不能按照自己的要求被成功改变，实在是个不确定的事情，因为这也需要对方的理解和配合。

如果对方配合，岂不是万事大吉？只是同对方说话往往如鸡同鸭讲，无法让他们理解。

如果继续抱有改变的幻想，可能会搭上自己大量甚至是一生的精力；而放弃未尝不是一个好的选择,因为放下往往代表可以开始新的生活,不再跟过去纠缠不休。

和这个家庭工作,我获得的最大的经验是:不要轻易给任何一个家庭成员贴标签,不能认为孩子被亏欠就是父母的过错,也不要认为父母养家不易,都怪"熊孩子"吵闹无礼。

我想起曾经看过的一组漫画,其中一幅是爸爸对幼小的儿子呵护有加,孩子成年后,却靠在心理治疗师的躺椅上,一脸痛苦地表示:我从小就被爸爸限制,一点空间都没有。

另一幅是爸爸放任孩子独自探索,孩子成年后,却跟心理治疗师吐槽:从小到大,我一直被爸爸忽略,他从不关心我。

无论什么样的抚养方式,都可能没那么完美,甚至千疮百孔。每个人都不容易,每个人都有自己的道理,这是家庭成员必须要理解的。家庭成员能够接受彼此的不易,坐下来心平气和地对话,疗愈之途这才开始。

27　逃不掉家庭关系的小伙子

接到电话，说是给二十六岁的儿子预约心理治疗。当时我心里就犯嘀咕：这是个成年的孩子，为何需要爸爸来预约心理治疗？他自己为什么不打电话呢？

等见到这个家庭，我发现这个小伙子斯斯文文，举手投足很有礼貌，倒是父母着急得要命。尤其是妈妈，提到儿子，眼睛就红了。

原来，儿子读研没能完成毕业论文，只好退学，原因是这两年做什么都没有动力，实在不想做实验。

"那么，这次怎么想到来看心理医生呢？"做心理治疗，必须首先了解他的来访原因。

他说退学回来后，觉得自己确实不太对劲，去看了医生。医生说是抑郁，建议做心理治疗。

妈妈抹起眼泪："医生要我们配合，其实我们做不到的。"

"配合什么？这个我们是指谁呢？"

妈妈说儿子一直很纯良，这次学业中断，医生要父母调整心态，不过他们实在做不到。

看我听得一头雾水,儿子忍不住解释:"她说做不到,其实讲的是我爸,这么多年来,我爸在我的学业问题上态度很强硬,总是逼我听他的,我妈觉得他的方式不对,可是没有办法改变他。"

我赶紧问妈妈:"是这样的吗?"

妈妈连连点头。

可对于家庭的事情,每个成员都有自己的视角,不同的人对同一件事情,往往有不同的见解。因此,我也要问问爸爸怎么看。

爸爸很冷静:"我对儿子很失望,尤其是读研上的是本校,我就觉得他不努力。"

我看看儿子:"你读的是什么学校?"

我本以为他要讲出一个名气不大的学校,没想到他说的竟然是全国数一数二的名校。

我大吃一惊:"为什么你爸爸会觉得失望?"

爸爸的解释是班上同学都出国读研了,这说明儿子上学不努力。他觉得儿子生活习惯不好,希望他多锻炼身体,书读不好不要紧,重要的是培养良好的生活习惯。

奇怪的是,为什么爸爸对儿子的生活习惯如此关注,儿子的生活习惯有什么不对的地方吗?

一般来说,只有年幼的孩子需要父母教导作息,培养习惯。当孩子渐渐长大,比如进入青春期,父母就需要从孩子的生活里慢慢退出,让孩子学习自己做主。

二十六岁的孩子需要父母指导生活习惯,这实在是很奇怪的事情,他们家发生了什么呢?

儿子强调说:"我很反感爸爸安排我的生活,不喜欢有个老是指责我、诽谤我的上司爸爸！"

"诽谤是怎么来的？"看我一脸疑惑，儿子解释说："他总是说我懒，不面对困难，总之都是一些无法辩驳的人身攻击！"

突然，儿子向我提问："葛老师，你吃饭时，是端着碗吃，还是把碗放在桌子上吃？"

看我一脸不解，儿子气哼哼地解释："他竟然还规定我吃饭要端碗，这年头，学校里哪个同学不是随随便便想怎么吃就怎么吃，难道还有人把快餐盒拿起来吃饭？"

妈妈说："自从儿子上大学，爸爸就开始要求儿子自律，还认为我对儿子太纵容，要改变。"

在母子的描述里，爸爸是一个保守顽固的霸道人设。爸爸对妻子也这样吗？

没想到，母子谈到爸爸在家庭的情况，一致认为他是"好丈夫"。谈到丈夫照顾自己的点点滴滴，妈妈甚至感动得流泪。

一直被妻儿点评的爸爸倒是稳坐如山，他谈到自己出身农村，从小吃饭不端碗要被打手，教育孩子失败是自己语气和态度不对，但他也一直在为避免冲突而做出改变。

爸爸很后悔："没有把儿子教育好，主要责任在我。"

儿子连忙回应："我不这么认为，如果他没有教育好，我也不会进名校，只是他一直否定我，我要的是界限分明，他却总是要管教我。"

看起来，无论爸爸说什么，儿子都要反对，就连爸爸检讨自己，儿子也不同意。那么，父子这样子有多久了呢？

有意思的是，父子都说从大一开始，这也是他们进治疗室以来，难得意见一致的地方。

"算算时间已经有八年了，可是你们还是没有改变对方，失败在哪里呢？"

父子面面相觑,我知道他们没有答案。

可是,我却不禁要思考:争执八年,就等于八年间相同的戏码反复上演,同一段父子互动,变成家庭八年来固定的剧本,而他们也会固定自己的角色。每次开锣唱戏,吼的都是同样的台词,迈的都是相同的舞步。

久而久之,假戏都会真做。

但家庭生活恰恰需要不同新意,否则几十年婚姻一成不变,枯燥乏味。

尤其是随着孩子的成长,父母和孩子在家里扮演的角色也需要升级,剧本也要换代更新。

可是,如果把小伙的情绪苦恼和学业困难,仅仅看作是跟爸爸较劲的结果,家庭治疗就变成了家庭教育,似乎治疗师更懂得如何教养孩子。

其实,做家庭治疗重要的是观察家庭成员的互动,探讨通过何种方式才能让他们协调配合,而不是指手画脚,教父母如何管教孩子、控制情绪。

我好奇的是:为何八年还是唱同一出戏?

那么,我不仅要喊停演员,也要看看家里唯一的观众——妈妈的态度。

当父子争执,妈妈在做什么呢?

爸爸说问题就在于妻子的态度很模糊,夫妻配合不好。

妈妈很委屈:"他讲儿子,我都不出声,他就说我不支持他。"

爸爸的解释很有意思:"她不支持我的观点,我只能一意孤行继续说儿子,我要求儿子养成好习惯难道有错吗?"

真是奇怪,明明是要给儿子立规矩,结果变成夫妻之间的莫名斗气。

夫妻俩一个觉得对方脾气不好方法也不对,索性闭口不言,另一个则气不打一处来:你越不支持我,我越要坚持己见。其实两个人都是不愿通融,只不过一个生闷气,另一个吼儿子。

夫妻争执,有明争,更多的则是暗斗。斗的是什么? 有时是寻求关注,有时是想要控制。

还是儿子揭开了谜底："这些年来,我每次回家他都要说我,他每说一句,我就在心里反对一句,我不好发火,就让他说完,省得家里鸡飞狗跳。"

儿子的话很有趣,我需要问清楚："为什么你让他骂,还要默默在心里反驳每一句?难道你们是讲相声,你是捧哏吗?"

儿子笑出声："是的,捧哏!"

家庭关系就是这样,两个人的斗争,一定是相互配合的结果,不然也不会坚持那么久。家庭治疗就是要看每个人在这个互动里,贡献了哪些力量。

因此,我需要继续保持好奇："捧哏是捧哏,鸡飞狗跳又是什么呢?"

原来,每次爸爸骂儿子,如果妈妈帮儿子辩护,就会变成爸爸骂妈妈,最后演变成夫妻因为陈芝麻烂谷子的事争吵。

爸爸看上去是骂儿子,其实是气老婆不配合。却不知道,原本是处理两个人的冲突,最后却成了"三国杀",直到闹得鸡飞狗跳,才能一泄怒火。

儿子却进退两难,小心翼翼："我怕爸爸继续发火,摔东西打人,为了避免不良后果,我宁愿忍着被他骂,尽量把战火控制在家以内,不要惊动太多人。"

这个二十六岁的小伙一直在乎家庭稳定,希望控制家庭局面和家庭成员的情绪,尤其是不希望妈妈受委屈。那么,妈妈知道儿子是这样想的吗?

妈妈流着眼泪,重重点头："一直都知道!"

爸爸忍不住问儿子："这个事情对你的影响有多大?"

儿子说："很大,你一直以为是你的教育方式出了问题,其实我失望的是父子关系,你一直攻击妈妈,妈妈也说不过你。"

很多被要求做家庭治疗的夫妻都会感觉惊讶："病的是孩子,为什么父母接受治疗?"

其实,家庭关系就像九连环,环环相扣。一个人的言行,总会牵动其他人,而其他人的想法,也会影响另一个人。

孩子生病的根源有时候在于家庭的互动关系。不一定是人病了,而是关系需要调整。如同这个家庭,看上去是儿子不思进取,实际上他是气爸爸啰唆,他不仅气爸爸念叨自己,而且还气爸爸欺负妈妈,所以才会跟爸爸赌气争个高下。

孩子甚至会把家庭的纠缠转移到学习工作上,比如这个小伙就承认:我很气爸爸,越是他在意的,我越是不愿做好!比如学业。

还有的夫妻很委屈:我们夫妻恩爱,从不争吵,怎么会影响孩子,导致孩子生病?

其实,问题的重点不是夫妻争执与否,而是夫妻长期解不开的矛盾,会变成陈芝麻烂谷子,每次有冲突的时候,新仇旧恨就会涌上心头。矛盾永远都是那个矛盾,吵架的缘由和形式却不断变化。

孩子都是父母婚姻的忠实守护者和治疗者,如果孩子把守护父母当作十分重要的任务,就会影响自己的发展,比如,不能够全心全意做自己的事情,而是操心家庭的和谐和安定,或者耗费精力与父母争斗。

这个小伙说的更形象:家庭关系像笼子,我逃不掉!

既然逃不掉,就需要好好谈,谈怎么逃不掉,谁让你逃不掉。当家庭愿意坐下来谈话,而不是纠结谁对谁错,通常就是给爱留了一条出路。

28 同时抑郁的双胞胎小姐妹

一大早,办公室就来了个气喘吁吁的父亲,要求做心理治疗。

他说今天早上双胞胎女儿突然不上学,实在没办法,才带她们来做心理治疗。

果然,门外有两个穿着一模一样校服的小女孩,她俩低头耷脑,戴着口罩都能看出情绪不对劲。

两个孩子同时不能上学,这种情况实在不多见。

进到治疗室后,爸爸说起了孩子的情况。没想到的是,去年小双抑郁住院,没多久,在家上学的大双也郁郁寡欢,于是爸爸赶紧带去看医生,结果姐妹俩是同一个诊断结果,住同一个病房,同一天出院。

双胞胎形影不离,确实有很多共同之处,只不过这次为什么突然不上学呢?

双胞胎说法如出一辙:中考要考好,被寄予厚望,但感觉力不从心。疫情结束开学后,学习变得很吃力。现在逼迫自己做题,每天作业如山,根本做不完,不仅急哭了,夜里也会失眠。

"其他同学也这样吗?"

她们说不是,因为其他同学上过网课,那些知识点学过了。

"为什么你们不上网课?"我十分好奇。

其中一个女孩说:"不上网课是因为不想上那个老师的课,我特别不喜欢他。"

我赶紧问另一个:"你也是这样吗?"

果然,她也连连点头:"那个老师看不起我们,说我们去了哪个班就会拖累哪个班。"

爸爸连忙解释:"不是这样的。"

却见两个女孩气鼓鼓地瞪爸爸。原来,她们俩认为爸爸和老师是一伙的。

也许,"没有人能够知道我的不容易,他们都不理解我",是这对双胞胎的共同心声。

父母却一脸为难,大呼冤枉,连忙解释自己根本没有逼迫孩子学习,尤其是爸爸,讲事实摆道理,试图澄清真相。

而双胞胎连连摇头:"根本不是他讲的那样。"然后,小姐妹你一言我一语,说出她们认为的事实。

如果把他们的互动比喻为一场球赛,那么,爸爸是单枪匹马,而姐妹俩却是双打,一进一退,张弛有度,配合得天衣无缝。

爸爸想说服双胞胎,怕是很不容易。

即使是同一件事情,每个家庭成员都有自己的看法,对事情的来龙去脉,也有自己独到的考量。要想给家务事主持公道,还原事情真相,几乎是不可能的。

比如,小姐妹的经验是不上学父母会不开心,因为去年休学在家,父母对她们十分冷漠刻薄,说她们不学习就是堕落。

而父母当然否认,解释起去年发生的事情,完全是另一个版本。

一家人谈论家事,有时候就像电影《罗生门》一样,每个人看问题的角度不同、之前的经验也不同,对同一件事情的描述当然大相径庭。

很多时候,家人之间的嗔怪恼怒、矛盾冲突,也是源自各自对事情的解释造成的理解偏差。

父母明明觉得只是提醒,但在孩子心里却是催逼。而孩子觉得学习压力重如千斤,父母却百思不得其解,认为孩子计较小事,夸大困难。

父母的经验源自多年生活经历,他们可能更加注重事情的结果,而孩子却仍在经历的过程中,遭遇到困难烦恼时急需出口。双方的着眼点不同,产生的差异可想而知。

人都有自己的语言系统,语言系统决定了这个人怎么看待事情,如何归纳前因后果,这是每个人独到的经验。

而个人解释事件的经验,固然和天资有关,当然也受后天环境因素的影响,其中一部分源自从小耳濡目染的家庭,是从和家人互动中获得的。

就手足而言,双胞胎是个特别的存在,他们之间的亲密程度异于常人,很难想象生活中没有另一位会怎样。因此,他们在情绪以及对事情的体验和看法上,也很容易心心相印。

如果说对一件事情的看法还只是假设,还在半信半疑阶段,若是两个人凑在一起,尤其是双胞胎同根连枝、心意相通,反倒变成板上钉钉,深信不疑了。

比如说,这次不上学,一个孩子说是因为学习压力大,跟同学关系也不好,所以每到学校就十分紧张,特别害怕。

一个孩子解释为何跟同学关系不好:女同学课间喊我聊天,我觉得她是有意打扰我学习,因为她想超过我。

我赶紧问另一个:“你呢,你也是这样吗?”

这个孩子说不是,她感觉自己被同学利用,女同学看小说,总是喊她当挡箭牌,她担心被老师误会。

听着她们的解释,再看看这两个十七岁少女,从发型、脸型,到校服、手环,几乎一模一样,她们完全可以把对方当作镜子。

姐妹心往一处想,劲往一处使,自有独到之处。可是,负面情绪会不会也相互影响,甚至传染?

难怪爸爸苦口婆心却白费口舌,完全敌不过小姐妹。

"那妈妈呢,会怎么看这个问题?"

小姐妹异口同声:"我妈妈崇拜我爸爸,什么事情都听他的。"

不知道妈妈是否同意,却见妈妈笑了下,不置可否,接着谈起了姐妹俩的学业。很多厌学孩子的父母都是如此焦虑,明知孩子不服讲,却又忍不住说几句,可也不知道该说什么。

眼看小姐妹又要双打开战,我只好问妈妈:"算算年龄,你三十岁才生孩子,是因为成家晚,还是这两个孩子对你来说,来之不易?"

没想到,妈妈连连摇头:"不是的,我还有个大女儿!比她们大八岁!"

更没想到的是,双胞胎姐妹竟然跳起来:"姐姐才是问题!我们的问题都是因为姐姐!"

原来,双胞胎姐妹和姐姐年龄差距大,从小聚少离多,她们觉得姐姐跟自己不是一个世界的。但是,姐姐会经常打电话给双胞胎,嘱咐她们要好好学习。

双胞胎姐妹鄙夷万分:"就她那个样子,凭什么教训我们?她自己成绩也一般,竟然还说我们不懂事,不知道孝敬父母!"

接着她俩绘声绘色地向我学起姐姐的说教,依旧是一个主攻,一个副攻。最有意思的是,她们俩的主次角色切换流利自如,不着痕迹,毕竟共同生活十几年,配合起来必然游刃有余。

双胞胎姐妹还解释道:"妈妈总是跟姐姐说我们如何不听话,姐姐一听就火冒三丈,马上就打电话说我们。"

这还不算最可气的,最可气的是姐姐已经结婚,她还会把我们的事情告诉她婆家人,我们俩的学习已经不仅是我们家的事,让所有亲戚朋友都知道了。

"你说,我们还有脸出门吗?"大双、小双一起气哼哼地瞪着妈妈。

而我却忍不住担忧起来。

希腊神话中,有个少年爱上自己水里的倒影,从此日夜临水而照,再无心思做其他事,他所有精力都为凝望碧水,直至心力衰竭。

双胞胎时刻都有个和自己一模一样的伙伴,这是绝大多数人求之不来的缘分。只是,太熟悉或者太习惯彼此,会不会影响生活中其他的乐趣?而两人形影不离,会不会对其他同辈了无兴趣?

双胞胎如果太习惯两个人的舞台,彼此的世界里便无法容纳第三个人,但凡有人试图插入她们的生活,都会被排斥在外,不仅是同学、亲朋好友,就连父母、姐姐也不例外。

怎样让一模一样的两个孩子不再流连对方这面镜子,而是发展独立的自我,这需要全家人的努力。

很多家庭的问题说来也奇怪,不是因为爱不够,而是爱过多。比如这个家庭,父母所有心思都被两个孩子牵动,完全没有自己的生活,这样只会让双方的埋怨越来越深。

那么,这个家庭首先需要做到的,便是让家庭成员彼此间的关注少一点。因为家庭成员太过关注彼此,恰恰挡住了徐来的清风,当然也失去了如画的风景。

很多父母把全部精力都用在教养孩子方面,用尽自己的力量去爱孩子,结果却差强人意,因为孩子并不需要那样的关爱。

可是,要说服父母接受"远"子,而不是"亲"子,怕是更难。

因此,一个家庭要想帮助遇到困难的孩子,恰恰要看父母与孩子谁能够率先做出改变。

如果父母能够接受这个观点,愿意首先松动与孩子的关系,那么,孩子的改变就指日可待。

29   现在的家长怎么这么难带？

"真搞不懂,现在的家长怎么这么难带?"

听到这句抱怨的时候,我很吃惊。

这句话实在太耳熟。

"现在的学生怎么这么难带?"这是老师们经常发出的吐槽。

同样的句型,同样的节奏。

可是,这句话不是老师,也不是成人讲的,而是出自一个十三岁小女孩的口。

在治疗室里听到孩子这样的感叹,我不禁五味杂陈:都说家长养育孩子,谁知道孩子心里竟然在默默地培养家长?

女孩说:"我爸妈真幼稚,不知道他们怎么了,上班都那么忙,却还有精力吵架! 他们说我是小孩子,不要管大人的事情,可是他们每次吵架都会跟我说对方的不是。"

女孩越说越难过:"他们找我诉苦,我能怎么办,我也是小孩啊! 他们到底在吵什么?"

　　这个女孩是我的同事推荐来做家庭治疗的。第一次见面,女孩就蔫头耷脑,问什么都不回答。我只好向陪同的爸爸了解情况。

　　"妈妈怎么没有来?"

　　爸爸解释说夫妻分居很久,这次女儿情绪不稳定,医生诊断为抑郁症,而妻子根本不过问,里里外外都是自己张罗。

　　谁知道本来低头不语的女儿,突然冲爸爸吼起来:"都是你!"

　　爸爸连忙跟女儿争辩说:"怎么是我?明明是她不要你!她对不起我,她做的那些事情,你都知道的!"

　　接着,爸爸跟女儿辩解起来。女儿却哭着趴到桌子上,再也不抬头,怎么也不理人。

　　爸爸没有办法,连忙跟我解释起夫妻之间的冲突及前因后果。谁知道女儿堵着耳朵,哭得死去活来。

　　爸爸突然也红了眼睛:"能怪我吗?能怪我吗?你妈妈……"

　　爸爸对孩子叙说的夫妻冲突细节,连我这个成人听来都觉得不堪入耳,难怪孩子不要听爸爸再讲下去。听父母一方痛诉另一方,孩子当然心如刀绞。

　　于是,我做了个决定:不见这个家庭,改为跟孩子单独谈。

　　我请爸爸回避,留下了孩子。

　　一般而言,家庭治疗需要邀请全家访谈,但是这个爸爸谈到的家庭冲突,实在是让人不忍心听下去,这些充满太多暴力和伤害的内容,完全没有办法在孩子面前讨论。

　　身为父母,最基本的职责和义务就是保护孩子,为孩子提供安全。安全包括两个方面:一是身体安全,包括衣食住行稳妥,不受躯体疾病困扰;二是心理安全,父母要提供稳定、合适的心理环境,孩子方能情绪稳定,心理健康。

　　这个爸爸跟十三岁孩子说了太多夫妻相处细节,无论他的出发点是什么,也无论他谈及的内容是什么,这些都是不适合与孩子分享的。因为,成人的苦衷,甚至是不堪和秘密,必须由他们自己处理,不可累及未成年的孩子。

家庭是一个大系统,父母孩子都是这个系统的成员,成员之间相互影响,相互联系。可是,一家三口往往也要进行功能、职责等方面的划分。

比如,父母与孩子分属不同的子系统,而其他的子系统还有母子、父子。每个子系统既有天然的划分,也有根据情感、功能、责任等方面的划分。

从帮助孩子成长的角度来看,父母这一子系统非常重要。前面提到父母需要为孩子提供身体和心理层面的安全,但是,和经济基础一样,父母若是希望为孩子提供心理安全,首先需要确保自己达到心理健康水平。

因为,如果父母的心理健康水平不佳,就很难为孩子提供心理安全。相反,他们会向孩子索取情感支持和心理能量。

比如,父母关系不睦,或者内心困扰无法纾解,可能会选择跟孩子倾诉,甚至分别跟孩子私下抱怨对方。这其实是父母向孩子寻求情感支持,以获得心理平衡。

父母向孩子寻求情感支持,其实是一种违背父母道德的行为,因为这破坏了"父母—孩子"这一子系统的边界,让孩子小小年纪,就掺和到成人的世界和家庭的恩怨中。

父母选择向孩子呼救,其实也是他们的下下策,因为他们可能感觉实在寻求不到其他的支持。孩子当然心知肚明,通常会挺身救父母,变成贴心"小棉袄",替父母分担忧愁。

就像这个女孩说的:"不管怎么行?谁叫他们是我爸妈?唉,我要是个石头就好了,那样就什么事情都不用管了。"

很多父母不理解,为什么夫妻关系恶劣,会影响孩子的心理健康。他们以为不在孩子面前吵架,就不会影响到孩子。

殊不知,父母的情绪状态才是影响孩子心理健康的关键因素!夫妻相互厌恶、对彼此绝望,才是让孩子悲痛不已的缘由!

古有目连救母的传说，说的是孩子上穷碧落下黄泉，哪怕历尽千辛万苦，也要救护亡母。这个故事其实是向我们说明：不仅是父母养育孩子，其实，关注和拯救父母，也是孩子的天性之一。

只是，孩子毕竟能力有限，稚嫩的身心要承担成人的忧愁，要么变身强人，小小年纪却举手投足都是大人风范，看上去雷厉风行、能力超群，让父母宽心，其实却丧失了孩子该有的童真和快乐；要么不堪重负，情绪崩溃，患上莫名其妙的心理疾病，不再拥有孩子的生活，甚至搭上自己的一生。

因此，这个家庭治疗被我临时紧急改成个体会谈，因为我需要建立亲子之间的边界，保护孩子不要卷进父母的纠缠中。

让孩子坐回孩子的位置，可能是这个家庭治疗首先需要解决的问题。当然，更亟需做到的是：让父母不要轻易地把孩子拉入夫妻的战争中。

30　妈妈要是死了,我也不活了

病房推荐这对母女来做家庭治疗。第一次见面,母女俩都是有气无力的模样,一个挂着口罩,斜靠在椅背上,另一个长发遮面,倚着墙角。

当我介绍为什么要约她们做家庭治疗,以及治疗目的和方法的时候,妈妈告诉我:"我生病了,一直在吃药,女儿也病了,医生说她体内血钾什么的都乱了,随时会猝死!"

真是没想到,妈妈看着弱不禁风,一开口,却让人心惊肉跳。

吓得我赶紧问女儿:"你怎么了?"

女儿低头不语,妈妈忍不住说:"她贪食,吃了吐,吐了吃! 怎么讲,她都不听,还嫌我唠叨,我怎么能不唠叨? 她要是能努力,哪怕让我看到她一点点的努力也好啊,问题是没有!"

妈妈越说越气,再让她抱怨下去,让人担忧她们俩下一秒是否会发生冲突。

女儿一言不发,她抬起手臂,却见手臂上满是血色划痕,足有十几条,实在是触目惊心。

这些自伤的划痕，难道代表了女儿没有说出口、无法说出口的愤怒、辩驳吗？

自伤，常见于年纪小的女生，当极度的悲伤和绝望袭来，她们常常选择伤害自己，用躯体的疼痛来麻痹心理的疼痛，久而久之，便很容易变成一种近乎上瘾的行为。

上瘾，意味着一个人会依赖某种固有的行为方式，而失去了采取新方法的能力，也丧失了改变的机会。无论如何，自伤都是一种危险的心理行为方式，需要进行干预。

不知道这个家庭是什么情况，要进行干预，首先需要了解父母对这个问题的看法和解决方法。

妈妈认为女儿自伤是叛逆，是威胁父母。

女儿当然不同意："我想死，是真的。"

"那什么时候会想死呢？"

女儿的回答是："和妈妈吵架后。"

"为什么和妈妈吵架，就会寻死觅活？"

女儿脱口而出："她对不起我！她没有照顾好我！"

原来，因为父母外出打工，女儿自幼作为留守儿童，寄人篱下，遭受了很多轻视和打骂，甚至还有一些难以启齿的伤害。

"妈妈虽然后来回家带我，但是她只会打牌，对我又凶又骂，我求她照顾我，可是她不听。我做什么，她都不满意，渐渐地我就感觉麻木了，只有看着鲜血突然流出，才会感觉轻松。"

而妈妈是另一种说法："我患罕见重病多年，医生说我能活着就是奇迹，希望女儿能够独立，所以唠叨了一点。母女冲突，也就是因为她懒，自己的事情都不做，还乱花钱，讲她不听，所以吵架。"

家庭就是这样，每个人的角度不同，看待问题的观点也不会相同。对同一件事情,各有各的说法,是家庭常态。

只是,正常的家庭能够求同存异,而这个家庭究竟发生了什么,使得母女每天争执不休,女儿甚至贪食自伤呢?

女儿已经上大学了,可是她不开心的理由是"妈妈对不起我",那么,就需要跟她探讨:为何已经是成年人了,还会纠结妈妈对自己的态度?

女儿低着头:"我一直在乎妈妈的评价,希望她为我骄傲,所以很努力学习,虽然我拿奖学金,但她还是不开心,天天骂我。"

妈妈不同意:"女儿自伤主要是疾病因素,还有部分原因是太懒,不能自立,我身患重疾、命悬一线,不能长久照顾她,当然要逼迫她动起来,只是女儿嫌烦。"

妈妈滔滔不绝,自顾自地说着长篇大论,女儿垂头不语、连连叹气。

我问女儿:"你为何叹气?"

女儿说胸闷。

而我敏感的是:胸闷和妈妈讲的话,有联系吗?

好好的孩子突然胸闷,也许跟她罹患贪食症,体内电解质紊乱有关,但也有可能和妈妈的互动有关,因为一个人的情绪、想法、行为等,不会是突发奇想,而是和环境互动产生的。

看上去无论女儿怎么叹气,妈妈都充耳不闻;女儿的说法妈妈也不愿听下去,而是一口认定:她就是懒,不听话。

妈妈不认同女儿,也不想理解女儿言行背后的心理需要。如此说来,难道女儿的自伤、贪食,是为了反抗妈妈?

还是说,女儿想用这种极端的方法,让妈妈认错、改正?

虽然妈妈不认同女儿,可是也要看女儿的反应,看看女儿的言行究竟是怎样没能成功地让妈妈认同。而妈妈不认同,为何会让女儿念念不忘,甚至寻死觅活?

女儿泪如雨下："妈妈不可理喻，有时对我特别好，有时又突然变脸，我要是不说话，她又会过来找我撒娇，她不开心，我也会故意找她说话，可是……"

妈妈打断女儿："我就是想让女儿独立，所以她每次跟我撒娇，我就受不了，担心万一我哪天不在了，她这样子该怎么办，我是有今天没有明天的人，她不能这样跟我黏在一起，所以我就马上冷淡下来。"

妈妈的理由继续让人害怕、不安，谈到死亡焦虑和生存压力持之有故，言之有理，不知道听众如何招架？

我需要看女儿的反应，女儿接受妈妈的用意吗？

女儿同样坚持："她不可理喻，她不开心，我都会想着哄她，每次都是我妥协……"

母女俩都有自己的理由，不能接受对方的良苦用心，也没法成功让对方接受自己的好意。

这样一来，亲人之间就不是互相关照，而是互相纠缠。纠缠相当于绑架，双方互为人质：你掐着我的脖子，我也绊着你的腿，希望对方首先放手，但是自己不愿意提前松绑。

女儿说："每次我不开心，妈妈就说她要死了，说她因为我身体又不好了。我很怕她不开心，她要是死了，我也不活了，省得想她……"

妈妈对女儿的自白完全不予回应，反而更加担心："女儿太懦弱了，以后怎么独立？只有女儿好，我才能好。"

单独看她们俩的理由，都是有情有理、情深义重、感人肺腑。

只是两个有情义的人，明明互相需要，她们的互动模式却是自说自话，从来没有回应对方。没有回应也就算了，可是她们分明希望对方能够为自己的快乐负责。

这样的话，明明是需要对方，却变成控制对方。家庭的困难往往也源于此：你必须成为我希望的模样，否则我不会快乐。

这是一个僵局,家庭治疗就是要想尽方法破局。家庭治疗首先需要关注的,就是家庭成员的互动模式,试图从心有千千结的相互纠缠中,找到突破。

可是,家庭的痛苦往往代代相传,对于忠心护母的孩子来说,哪怕前方是个火坑,他也会毫不犹豫跳下去。

女儿贪食自伤,甚至可能会猝死,会不会也是要跟重病的妈妈保持一致?

好在女儿心里明白:我的情绪和妈妈有关,我总是想改变妈妈。

是的,女儿分明沉浸在过去的痛苦里,抱着幻想中的完美妈妈不肯放手。

纠缠不休,往往就在于谁也不肯松手,谁也不要乖乖就范,如果女儿真的明白二十岁的大学生,没有必要整天纠结妈妈的情绪,这对她来说也许是一条出路。

孩子天生想改变父母,希望父母完美,只是基本不会成功。如果孩子能够明白注定失败的结果,对父母绝望,其实是件天大的好事,因为趁早放弃总比苦苦挣扎来得干净利落,至少还能给彼此一条生路。

山不转水转的道理,说起来轻松,做起来却难上加难。

因为多年的家庭互动,母女配合已经变成一个自动化的程序,无论周围如何变化,她们总是按照既定的剧本,反复地表演下去。

要想打破她们的互动循环,就要引入新的互动模式,要想引入新的互动模式,就要开始新的对话方式。

我问母女:"你们愿意下周继续来谈吗?"

谢天谢地,她们都毫不犹豫地点头。同意家庭治疗,对她们来说,也是一个新的对话方式的开始。

31　长大后,我想开个妈妈培训班

女孩才十二岁,偏偏喜欢割手,看到手腕渗出一抹鲜红,她竟然说有说不出的快感!问题是,之前家里的刀都很钝,不会割得太深。这次割腕后鲜血淋漓,怎么也止不住,她只好喊妈妈陪同去医院缝针。

"好好的手腕上出现那么显眼的伤疤,你不疼吗?"

女孩也很茫然:"我不知道,反正心里空落落的,就想割手,割的时候不觉得疼。"

妈妈说实在搞不懂小孩,好好的日子偏偏被她闹得鸡飞狗跳。

女儿自有说法:"在学校不开心,在家里也不开心,我忍不住就想发火,还想割手。家里的铅笔刀都很钝,以前都割不破皮,顶多流一丝丝血,所以就关门偷偷地割。不知道这次怎么了,血一下子就涌了出来,纸巾也止不住,只好告诉妈妈,到医院缝针。"

会谈是女孩要求的,她想跟妈妈一起来谈,有些话想在心理治疗师面前跟妈妈说。

今天,女孩和妈妈如约而来,只是女儿看上去兴致不高,妈妈说可能是早起犯困,也可能是刚刚等候治疗的时候,没有同意她玩手机。

"妈妈这么了解孩子,孩子你同意妈妈的说法吗?"

从我的经验来看,孩子一般都是拼命摇头,表示不同意。

谁知道这个女孩竟然点头。我很好奇,喊妈妈来谈,不是要说给妈妈听,难道是让妈妈当自己的新闻发言人吗?

"你同意妈妈什么?"我决定不放弃,继续问了下去。

女孩说刚刚确实是犯困,但和玩手机的事情没有关系。

这么说,刚刚妈妈讲的也不是全对,为什么女孩没有解释呢? 到底是因为犯困,还是觉得多说无益。

这是来自家庭治疗师的思考。因为即使是家人之间一个小小的互动,背后都大有文章,可以显示他们之间微妙的关系。

而造成心理症状的,或者说维持心理症状的,通常也是家庭成员之间的关系。

人都会有情绪波动的时候,甚至偶尔会歇斯底里,可那通常是在遇到特殊事件的情况下,比如天灾人祸、情感纠葛等,如果动辄就觉得自己心里难受,而实际上却没有发生什么事情,那就需要考虑一下,自己是否得了情绪方面的疾病。

情绪也会生病? 是的。情绪病最大的特点就是跟家庭关系密切相关。因为人生于家庭,大多数时间都是和家人相处,家庭带来的影响潜移默化,甚至可能影响自己的一生。

情绪上生病的孩子,有一种类型是在外面怂,在家里凶。也许是在外遇到困难无法排解,只好怨天怨地怨父母,毕竟指责父母更安全,而责怪外人难免会招惹是非。

也有可能是孩子真正感受到和家庭的纠缠,挣不脱解不开,无法正常上学,更不能步入社会。

和家人(多数是和妈妈)的关系也是离不得近不得。对家人又怨又恨,但是又万事皆依赖,吃饭穿衣睡觉,统统都靠父母唠叨,就像一个"巨型婴儿"。

看上去这个女孩同意妈妈的讲话,可是仔细问她,却又不是完全同意。而且,她为何非要妈妈来加入会谈,却又一言不发呢?

这背后是不是反映了母女之间复杂的关系呢?

女孩突然说:"你说得对! 我和妈妈就是离不得近不得!"

"这话从何说起呢?"

女孩是这样解释的:"同样的一句话,如果是别人说的,我可能会无所谓,但如果是妈妈说的,我就会问她是什么意思?"

妈妈连声附和:"对对对,她舅舅批评她,她都笑呵呵,我还没说她,她就特别生气。难道她的病专门伤害最亲的人?"

既然妈妈谈到病,我就要问清楚病的来历,以及这个病和对妈妈恼火之间,究竟有什么关系。

我问女儿:"你怎么回应妈妈的话,她说你的病专门伤害最亲的人,你是什么时候开始这样的?"

女儿沉默许久才说:"我妈妈脾气暴躁,一点就炸,跟她讲什么都不行。"

"你妈妈说你伤害最亲的人,这跟她脾气暴躁有什么关系? 难道你气她,其实是想教育她吗?"

女儿听了,正中下怀:"其实我早就想过,长大后开个妈妈培训班,教人家怎么做妈妈。"

女孩的这番解释,背后大有文章。

作为成人,当然会觉得孩子幼稚:竟然对妈妈指手画脚,还要指导别人怎么做妈妈,好像她多有经验似的。

但孩子可能另有想法:现实中的妈妈不够好,那就让现实中的妈妈变成我理想中的妈妈。这在心理学上称为"治愈性幻想"。

人的特点是：自己的事情做不好，反而去插手别人的事情。

比如，女孩无法上学，也无法管理自己的情绪，甚至会用自伤的方法来缓解内心的痛苦。但是，她分明不去想办法解决自己的苦恼，却觉得改变妈妈刻不容缓，势在必行。

另一种情况是，父母无法处理好自己的生活和情感世界，反而过度操心孩子的成长。

如果夫妻同心，互相有商有量，倒也还好，就怕夫妻因为各种原因，无法互相支持。

比如，在这个单亲家庭中，母女俩互相监督对方的一举一动。

女儿说："别人说我什么我无所谓，我觉得反正是外人，跟我没有血缘关系，但是妈妈不一样，妈妈是生下我的人。"

"为什么生你的人，你就担心她对你的看法？"

女儿振振有词："因为她的看法会影响我一生！如果她说我不好，那就说明我是个坏孩子，如果我妈都说我是坏孩子了，那我还是什么好东西？"

真没想到，女儿这么在乎妈妈的评价。

妈妈已经忍不住自己的情绪："你的房间一塌糊涂，我有时实在看不下去，况且我也是提醒你收拾，为什么你非要说我批评你，说你是坏孩子？我提醒你难道还有错了？父母管孩子难道不对吗？"

是啊，真是奇怪，女儿可以做错，但是唯独不允许妈妈说她，否则就会影响她的心情，甚至影响她的一生；而妈妈也听不得女儿的抱怨，很快就有情绪反应。

这样的互动，就是纠缠。

纠缠，就是你不放过我，我也不要放过你。我不愿意独自求生，你也要拖我下水。

也就是女儿所说的:离不得近不得。

你的情绪影响了我的情绪,而我的情绪也决定了你的情绪,如此反复循环。

有这么一个比喻:亲人的关系就像一群豪猪,凑近了会被扎,离得远了又觉得冷。

看上去是女儿反对妈妈,觉得妈妈管得太严太宽,感到窒息,甚至用割手来缓解内心苦痛。但如果一个孩子口口声声说着要改变妈妈,说明她实际上一直关注着妈妈的一举一动。

这不是一个十二岁孩子应该做的,十二岁的孩子需要有自己的生活、自己的朋友,不能成天盯着妈妈,做妈妈的妈妈。

而面对十二岁女儿的顶撞和挑衅,妈妈也不需要每句话都去回应,更不要轻易被女儿扰动,感觉委屈、不被尊重,甚至变得情绪失控。

对于大一点的孩子,父母给予适当的关注即可。重要的是妈妈必须要有自己独立的时间和空间,毕竟孩子已经十二岁了,不需要妈妈的时刻保护。

接受孩子已经长大,不去用对待宝宝的方式管理和约束孩子,这通常是父母难以做到的。单亲家庭的父母尤其如此,因为父母身边缺少伴侣,就可能有意无意让孩子填补伴侣的空缺。

可是,孩子习惯了陪伴单亲家庭父母的模式,往往会限制他们的成长和发展。因为只有当一个孩子的目光是星辰大海时,他才有可能对探索外界更有兴趣。

调整母女关系需要双方共同的努力。无论如何,让每个人回归到自己本来的位置,是家庭治疗的关键。

因此,家庭治疗师会用尽办法,去帮她们认清自己的处境和位置,帮她们接受现实,从而更好地相处。

32　你无法让一个你不相信的人来帮你

同事说有个熟人需要约家庭治疗,但是,他们家的孩子怎么也不肯来,问我怎么办。

孩子不来,父母就需要参与访谈。

这是临床上常见的情境。通常孩子出了状况,父母着急,但是却没法说服孩子就医。这背后可能有各种原因,其中之一就是父母在未成年孩子面前丧失权威,孩子抵抗父母的安排。

当然,还可能有其他原因,比如家庭在就医问题上是不是有分歧?父母会不会各有打算?

果然,这对父母各有各的担忧。一个说孩子有问题,需要赶紧送医;另一个说不要唠叨孩子,歇几天就好,担心送医会刺激孩子。

结果耽误半年,孩子彻底拒学。父母都在犹豫要不要把孩子送到精神专科医院,担心孩子会受到刺激,结果越治疗越严重。

妈妈有了打算:"不行我就喊娘家兄弟帮忙,绑过来也行!"爸爸小心翼翼提出问题:"如果孩子送来,是看门诊,还是要住院?"

治疗室里发生的这一幕,恰恰说明了这个家庭的互动模式:夫妻俩完全没有协商,思考问题和做决定都是单枪匹马。

也许,担忧孩子的问题才是他们有限的共同之处。

家庭治疗师没有指点别人如何生活的权利,能做的就是和家庭成员讨论家庭的互动模式:互动模式如何产生? 怎么维持? 要不要换个方式? 因为促使问题一直持续存在的,往往就是家人长期的互动模式。

谈到这里,妈妈委屈得声泪俱下:"家里事情他从来不管,孩子是我一手带大的,家里的事里里外外都是我一人操劳,根本指望不上他……"

家庭治疗师如果太过感性,就很容易被妈妈的情绪带动,会认为果然是"消失的爸爸"造成的家庭系统不平衡。

事实上,夫妻俩的互动并没有那么简单。家庭治疗师需要明白这一道理,保持中立态度,不要过早进行评判,更不能迅速归因,觉得问题就出在某个因素上,而是要听听其他人的说法。

爸爸首先进行自我检讨,他认为自己性格内向,家务事动手少,妻子很辛苦,自己确实有责任。随后,爸爸话锋一转:"我做什么她都不满意,时间久了,你也知道人性就是这样,她越不满意,她又做得好,那我就可以不做了。"

既然爸爸谈到了人性,可见他没少思考家庭的问题。那么,他们家的问题究竟是什么? 曾经在私立机构接受过五次家庭访谈的他们,又获得了哪些经验呢?

没想到父母这次异口同声:"前任治疗师说我们需要沟通,要改变家庭关系,但没有给出什么具体建议,没有说我们要做什么。"

听了他们的话,我不禁陷入思考:如何让家庭从治疗性访谈中获益,实在是不容易。

父母承认需要改变家庭关系,但他们只是在认知层面获得了这一信息,对行为改变层面却完全没有概念。

听到，不代表知道；知道，不等于做到。

他们口口声声说希望家庭和谐，却没做出任何改变家庭互动的行为。

而在前一天晚上，夫妻还因为孩子的事情，差点大打出手。

"孩子的什么事闹得夫妻反目呢？"我很好奇。妈妈越想越气："昨晚儿子要玩游戏，我不同意，儿子就在旁边不停闹腾，老公听了不耐烦，就大吼大叫，结果儿子受到刺激跟他吵了起来，他就马上说我不对！"

"明明是父母教育孩子，怎么变成三个人互相吵闹？"

爸爸认为小孩子不能玩游戏，不给他就吵，怎么能不管？妈妈不同意："虽然儿子跟我闹，但是我慢慢哄，还是能哄好的，他偏要大吼大叫！结果儿子发火了。"

不知道妈妈有没有注意到，她的说法分明是指责爸爸多管闲事。奇怪的是，她刚刚还在埋怨老公袖手旁观，所有事情都是她一个人干。

我需要问清楚："为什么他帮你给孩子立规矩，而你看上去并不感谢，反而埋怨他刺激了儿子呢？"

妈妈的解释是儿子如何敏感，如何不能受惊吓，老公是如何失控，如何冷漠。我不禁担心爸爸的反应，却见爸爸生气地解释起来，内容不外乎妻子育儿方式的种种不是。

妈妈不服气："儿子拒学，早上不起来，我每天苦口婆心反复喊。他嫌烦，就从后面踹我一脚，还拉我头发，说就是因为我唠叨刺激了儿子，你说世上怎么有他这种人？"

如此说来，这对夫妻还有一个共同点：都觉得儿子不能受刺激，而对方总是刺激儿子。

"为什么你们那么保护孩子？你们的孩子为什么不能受刺激？为什么你们认为是对方刺激了孩子？"我决定继续探讨下去。

　　父母的解释如出一辙:孩子已经生病,需要对他和颜悦色,而对方行为态度恶劣,孩子当然脾气不好,只会变本加厉。

　　他们在乎孩子,却不尊重对方,把孩子的问题归咎于对方的态度、性格、习惯等。

　　对他们来说,解决儿子拒学问题的需要,远不及改变伴侣来得迫切。

　　这也是很多家庭来访的原因。家庭里的每个人对问题都有自己的想法,每个思考背后的出发点都是自身,这当然无可厚非。

　　但是,父母明明是教育孩子,结果变成夫妻争执,就需要他们停下来好好想一想:这究竟是怎么回事。

　　爸爸抱怨老婆成天啰唆,几十年前的芝麻般大的小事都絮叨不休,还老是逼问自己,那些问题实在回答不了,可她还是不肯罢休,自己根本招架不住。

　　"这样的话,爸爸看到老婆连声催儿子起床,会不会马上联想起自己被逼问的感觉,觉得儿子和自己一样可怜?"爸爸连忙点头:"是的,感同身受! 看到儿子被他妈妈逼问,联想到自己也是这么被逼问的,非常难受,所以忍不住要制止!"

　　而妈妈认为老公只知道偏袒他的父母家人,总是把自己当外人,遇事从来都不跟自己商量,实在气不过。妈妈的结论是这个男人根本靠不住! 他从来不帮自己,在婚姻里一点安全感都没有。

　　如此说来,妈妈遇到的难题就是家庭中常见的情况:你无法让一个自己不相信的人来帮你。

　　同样的,埋怨伴侣不帮助自己,也要明白自己是如何邀请对方提供帮助的。如果妈妈过分幽怨,张口闭口都是埋怨对方的不靠谱,那么,再靠谱的男人也要避之三舍。

　　可是,如果爸爸逃之夭夭,留下妈妈独木难支,她又必然会心生苦闷,埋怨不休。

　　爸爸怨恨老婆咄咄逼人，却不料他的逃避恰恰是火上浇油，助长了老婆的愤怒；而妈妈恨极老公撒手不管，满腹仇怨，内心却渴望老公的帮助，偏偏事与愿违，结果把老公推得更远。

　　家庭治疗师必须帮助他们看到这样的互动模式，了解这样的追逃模式是如何让夫妻背道而驰，弄得家里鸡飞狗跳的。这是改变他们夫妻关系的第一步。

　　如前所述，知道不等于做到。

　　因此，第二步就是让他们尝试新的相处模式。即便结了婚，也不能忘记礼貌。即使成为一家人，也要有起码的互相尊重。如何用新的方式相处，对他们来说是个艰难的开始。可是，既然有了开头，当然要鼓励他们坚持下去。

33　不要逼心理医生放弃你的孩子1

领导请喝茶,鼓励我努力工作的同时,顺便了解下熟人孩子的就诊情况。

我这才明白,原来自己被孩子妈妈投诉了。

我只好陈述当时的接诊情况:

孩子不上学,妈妈很着急,就把他带到医院安排了家庭访谈。谈话中孩子反复提到,他说什么,妈妈都不信他。

"说的是什么内容,妈妈不信呢?"

孩子回答:"说什么都不信。"

"你这么大了,为什么要妈妈都信你? 这跟你不上学又有什么关系呢?"我很好奇。

孩子说:"我跟她说了,我有抑郁症,做什么都不能集中注意力,可是她说我就是懒,就是不想上学。"

孩子突然说自己有抑郁症,父母通常都将信将疑。他们认为孩子年幼无知,可能是有样学样,可能是信口开河说着玩,也可能是找借口,或者是为了吓唬父母。

因此,家庭治疗师要继续问清楚,到底发生了什么? 为什么孩子会说自己有抑郁症? 父母为何不信?

孩子说了一堆理由,而妈妈却脸色阴沉,反复强调:"你不去上学,到底是怎么想的?"

孩子转头冲着我说:"我从三楼跳下来,我妈妈说我是自己作践自己。"

"什么?"听到孩子上周从三楼跳下,我惊得差点跳起来。我围着孩子转了一圈,又喊他站起来,拉开衣服给我看。

幸好,孩子只是皮外伤,但是大片的淤血和伤痕,让人触目惊心。

我再看看妈妈,却见她继续沉着脸。

我只好问孩子究竟是怎么回事?

孩子说那天感觉很无聊,心情不好,突然有了从三楼跳下去的想法,也不知道会不会死。他不是真的想死,但也不是太想活,就是想跳下去。他当时还撑了一把雨伞,就这么跳下去了。

我十分惊讶:为什么孩子要做这么危险的动作? 这不是年轻人愚蠢的历险尝试,也不是做疯狂的科学实验,这有没有可能是一种不自觉的自杀自伤行为?

"知道吗,你实在是捡了一条命!"

孩子眼睛红了,一边偷偷瞅着妈妈,一边回应:"是的,我跳的时候,邻居爷爷看到了,后来他还送我去医院,他就说我命大!"

孩子做出伤害自己的行为,不管他事后如何解释,都要首先了解孩子的心理状态,评估再次自杀自伤的风险。

实施过自杀自伤行为的人,再次冲动伤害自己的可能性非常大。父母可能不理解,觉得孩子只是一时糊涂,救回来后和孩子把道理讲清楚,孩子知道对错了,下次就不会再犯。

可是,冲动伤害行为的发生,通常与精神健康、人格特质、应激事件等都有关联。预防自杀,不是单纯的口头宣教就足够,而是需要一系列具体的防范措施。

对这个孩子来说,当务之急是评估精神状态。

所以我赶紧告诉妈妈情况的紧急性和必须采取的措施。

但妈妈不为所动,继续要求我劝孩子上学:"他不是自杀,自杀不会带着伞的,他只要回学校,就什么事情都没有了。"

连孩子都忍不住了:"前天她带我去另一个医院的心理科,谈到最后医生跳起来说了她一顿,因为她不听医生的!"

现在没有时间讨论妈妈为什么如此坚持己见,我要做的是保证孩子的生命安全,因此我做出一个决定:退费!让他们赶紧去楼下的精神科门诊做心理评估。

我一方面跟妈妈解释了这样做的理由,另一方面告诉了她门诊就医的途径和流程。我请妈妈留在治疗室看好孩子,同时赶紧报告上级医生,请他把关。

等回来后,我告诉她上级医生也是这个决定,我千叮咛万嘱咐,请她一定去楼下看医生。

后来,我就被领导请去了解情况了……

妈妈投诉的理由是:心理医生大惊小怪,非说孩子是自杀,让孩子受刺激了。

领导提的建议是:以后接待患者,要注意方式方法。

我接受领导的建议,但是也清楚地知道:下一次遇到这种情况,我还会这样处理。

我的经验是:不接受专业建议的父母,我不能跟他们一起工作。

不知道这个孩子后来的情况如何,我很挂念他,但又无能为力……

就在写此文的时候,我们科室的伙伴在工作群留言:请大家注意评估门诊病人的自杀风险,一定要告知家属,做好防范。

因为前一天下午同事做心理治疗,问到孩子有强烈的自杀倾向,便赶紧跟父母联系，父母也保证做好防范。

但是，意外还是发生了，孩子在家偷拿消毒液，一股脑都喝了。

我们采取的措施是停止门诊心理治疗，转封闭病房入院治疗，待病情稳定，再考虑心理治疗。

这样做的理由是，病人出现自杀自伤行为后，在没有安全防护的情况下，无法对其进行心理治疗，因为仅靠口头宣教，不能保证生命安全。

在预防自杀这件事情上，切记空口无凭这四个字，专业的事情需要交给专业的人做。自杀冲动有时候不是单纯靠教育就可以消除的，而是需要采取一系列干预措施，前提是父母必须信任医生，支持治疗。

重申一下：心理治疗，包括心理咨询，必须建立在生命安全的前提下，否则心理医生会拒绝用访谈的方式帮助你。

34　不要逼心理医生放弃你的孩子2

"医生,求求你,让我孩子再坚持坚持,马上就考试了。"

"医生,希望你理解我们做父母的不容易,帮我们劝劝孩子上学。"

"医生,你也知道升学多么重要,能不能让我孩子回学校再坚持一下?"

听到父母的哀求,作为家庭治疗师,心里五味杂陈:我是心理医生,治病救人是本分,也是责任。

心理疾病不同于生理疾病。心理疾病的诊断评估不能采用体检仪器设备,而是靠病人和家人口述,就连心理测验,测验的项目也较多是病人自评。

自评,就是病人对自己心理状态的描述和判断。

但是,人对自己状态的评估,总会让身边人存疑:

看着气色挺好啊,为什么说抑郁?

刚刚还有说有笑的,怎么会想不开?

对心理疾病患者来说,他们看上去一切都还好,却很难有证据证明自己早已苦不堪言。

一个人内心的痛苦,有时候很难被另一个人理解和承认,甚至可能被认为是矫情、逃避或撒谎。

尤其是父母,看到"熊孩子"花样拒学,想破脑壳也不明白,为什么那么优秀的孩子突然要自伤自杀?为什么说不去学校就不去?为什么医生说我的孩子抑郁了?

所以,心理医生需要做的:

第一,让家庭成员明白孩子的问题跟家庭关系密切相关,父母要配合治疗;

第二,让父母认识到孩子拒学不仅仅是拒学,而是人际关系出了问题,只不过表现在拒学上;

第三,解决拒学,先要解决人际关系问题,而解决人际关系问题,先要理清家庭纠缠的因素;

第四,让全家人坐下来讨论他们长久以来解决家庭问题的方法,这些方法为何会维持问题,有没有新的解决方法。

只是,心理医生有时并不能顺利地完成这些事情。

因为,有的家庭不愿意接受这样的理论或者处理方法。要么是他们太急,要么是他们存疑,要么是他们急于撇清自己。

当父母觉得心理医生只信孩子的说法、不理解父母的苦衷;或者水平太差,孩子问题没有得到解决的时候,父母往往认为心理医生被动地放弃了他们的孩子。

这其实是,在父母的认知范围里,不能接受心理学的帮助方式。

心理治疗是个新鲜的行业,大多数人并不明白心理治疗到底做什么?又是怎么做的?

很多父母觉得心理医生是帮我劝说孩子的,让孩子服从家长和老师的管理。

心理医生当然愿意帮助父母管理未成年的孩子。

协助父母树立应有的权威,帮助父母正确合作共同管理孩子,是心理医生重要的工作内容。

但在帮助父母树立应有的权威前,需要了解父母为何失去了权威。

例如,孩子说:"我什么都不想做,对什么都没有兴趣,也不去想以后做什么,因为我觉得活着或者死去都无所谓。"

父母早已红了眼圈,孩子马上盯着妈妈:"我是为妈妈活的。"

孩子选择为妈妈活,其实是世界上最无奈、最抑郁的表现。

因为他丧失了自己,失去了做自己的乐趣。

一个人必须为自己活,才能有活下去的兴趣和动力,才有能力选择并决定自己的生活、工作和学习。为别人活,恰恰说明他的抑郁已达峰值。

但是,父母的反应千篇一律:你不上学,自己要考虑清楚;你真不上,我也同意,但是,我觉得你还是去学校试试;我们不给你压力,考多少都无所谓……

如果父母说了这些话,我一般都会问孩子:你信吗?

所有孩子都坚定地摇头……

亲手养大的孩子,如此不给面子,没有比这个更伤父母的了。

可是,父母必须要明白为什么孩子不信自己。如果父母不能接受孩子已经长大了,有他们自己的想法和决定,就有可能出现下面这一幕:

治疗室里父母赌咒发誓、振振有词,而孩子充耳不闻、冷眼旁观,直到父母情绪崩溃:难道我错了吗?

结果,孩子更加崩溃……

这个时候,心理医生一定要按下会谈的暂停键,探讨刚刚发生了什么?

暂停是为了让他们看到自己在会谈中是如何互动的? 谁挑起的话头? 对方作何反应? 回应或者不回应,其实都是对话头的反应。

那么,要看这些反应,又是如何影响挑话头的人接下来的反应。这些来来回回的互相反应,就是家庭的互动模式。

为什么说是互动模式? 是因为这样的互动已经在家庭里重复千百遍了。

每次只是话题不同,但他们互相反应的模式却是一模一样。

这个重复多年的模式有用吗? 没有用的话,为什么还在重复呢?

为什么父母每次说服不了孩子的时候都会情绪崩溃? 为什么孩子拒绝了父母也不满意,反而看着妈妈流泪也跟着流泪? 为什么爸爸既安抚不了妻子,也教育不了孩子?

只有解决这些相处模式的问题,才能让父母共同应对孩子的心理疾病。

心理医生的困难在于,有的家庭觉得治疗没用,觉得心理医生没有给到实用的方法。他们觉得这些不是他们需要的,也不想解决互动模式问题,只希望能马上让孩子回学校。

这样的话,心理医生再一次被动地放弃了他们的孩子。

当然,心理医生也有主动放弃的孩子。

比如孩子自杀自伤,心理医生在评估风险之后告知父母,但是父母不以为意,反而认为医生小题大做、推卸责任、转移矛盾、刺激孩子等。

心理医生需要在监护人知情并且配合的情况下帮助孩子,否则只能忍痛放弃。其实放弃的时候心存不忍,很久之后还会挂念。但是,这种放弃是危急情境下迫不得已的做法。

还有一种情况,父母千方百计委托心理医生一定要让孩子上学。无论心理医生如何解释,父母都会利用各种途径,甚至拜托亲朋好友、医院领导,反复给心理医生打招呼。

他们完全不懂为何暂停,无法理解也不想接受心理治疗的流程和方法,只是一味地宣泄自己的焦虑。

一旦心理医生招架不住父母的迫切需求,就有可能主动放弃。

因为这些都是赌徒式的父母,他们把孩子成绩看作多年心血投资的回报,非此不可。

你无法和一个输红了眼的赌徒讲道理,即使你是心理医生。

实际上,靠谱的心理治疗并不会让家庭成员感觉太轻松。

想想看,让父母看到自己的家庭互动,看到每个人在互动中的付出,在孩子心理疾病中所起的作用,其实是很不舒服的体验。

对有的父母来说,这简直是无情的批评指责,难免会使他们惊慌失措、无地自容,甚至火冒三丈、拔腿就跑。

可是,治病一定会痛,必须忍受。

当家庭成员为了敦促孩子上学,遍访名医却收效甚微的时候,一定要想一想家庭究竟怎么了? 是心理医生无能,还是家庭成员对心理治疗的幻想和实际有偏差?

35　家庭需要信任,方能获益

"医生,孩子不需要做心理治疗的,他就是想不开,其实没什么心理问题!"

"医生,孩子能不能不吃药,找个心理医生给他疏导疏导就好了。"

"医生,孩子非要住院吗? 吃药再加上心理治疗,不行吗?"

这是父母在面对心理医生给出的诊疗方案时常见的反应,我们在门诊中听到过无数次这样的讨价还价了。

总之,父母就是想简单处理孩子的心理疾病:建议住院,他要门诊;建议吃药,他只想心理疏导;建议心理治疗,他觉得小题大做!

归根结底,还是因为父母不明白心理疾病的病因、症状表现以及治疗方式。他们往往根据自己的生活经验,来揣测孩子的问题和问题的解决方式。

最常见的情况就是:

"孩子的前景一片大好,为什么死活不肯上学?"

"你要是觉得压力大,那我们不给你压力!"

"你实在觉得学校不好,那我们换班、转学,作业也少写点,随便你考多少分，反正你一定要上学!"

父母软硬兼施，苦苦哀求，但是都无法获得"熊孩子"的信任。

因为对"熊孩子"来说，父母真的改变简直是天方夜谭，除非太阳从西边出来。

"熊孩子"认为：那不过是父母以退为进的暂时性策略，风头过了，他们还是会反扑的。

确实，我们在临床见过太多家长不停地催促心理治疗师：我看孩子最近情绪还好，你能不能多劝劝他上学?

作为家庭治疗师，我坚决支持父母的观点：孩子必须上学。

但是，在说服孩子上学之前，要了解孩子为何不去上学，为何不信任父母。否则，孩子即使勉强回到学校，也坚持不了几天。

不上学的孩子，相当于放弃了自己人生的诸多可能性，他们足不出户，从此和社会脱节。临床观察发现：年龄越小、拒学越久，孩子越难回归学校。

怎样让拒学孩子上学，这是各个国家都面临的难题。在东亚国家，尤其是在日本，有非常多的年轻人变成宅男宅女。根据日本的经验，拯救宅男宅女，需要全社会和整个家庭一起想办法。

家庭怎么想办法呢? 首先要明白孩子是真的生病了，不是矫情，逃避或欺骗。

如果父母只是渴望灵丹妙药，就无法从心理治疗中获益，因为他们只是期待迅速改变。需要知道的是：如果有人号称他有迅速有效的治疗方法，那一定是在骗你。

如果父母觉得把孩子交给心理治疗师，自己便可以置身事外，那么，除非你的孩子愿意放弃和你纠缠，愿意发展自己的生活，否则，孩子要么可能赌气拒绝心理治疗，或者在心理治疗室三缄其口，抑或东扯西拉;要么可能会花很多时间和精力吐槽父母，而不是和心理医生一起想方设法回归学校。

孩子吐槽、攻击或针对父母，背后的心理原因是：希望父母能够像想象中的那么完美，如果不是，那我就希望改变他们。

前面已经提到，孩子针对父母的这种心理被称为"治愈性幻想"。这样的孩子往往有个信念：是父母不好，对不起我；只有他们改好了，我才能好。

孩子的这种想法，对父母其实是不公平的。

为什么孩子会希望改变父母？这中间存在多少误解？

家庭治疗就是要邀请全家一起，看看究竟发生了什么，为什么孩子突然抑郁拒学，好像丧失了动力？这究竟跟家庭关系有多少联系？

但是，邀请父母加入访谈，往往会遇到几个困难。

第一，父母觉得事不关己：给孩子看病为什么要父母参与，自己做的已经仁至义尽，是孩子不听话、不懂事。

第二，父母害怕被批评：孩子生病真的不是父母伤害的结果，自己的孩子谁不尽心尽力呢，为什么要批判我们？

第三，父母感觉羞耻、抑郁：家有生病的孩子已经足够伤心，如果说我们连父母都做不好，实在是无法承受。

确实，家庭治疗非常有挑战性。这个挑战性其实是医患双方共有的。对家庭成员来说，家庭治疗不会是一个太愉快的体验；对家庭治疗师来说，家庭治疗也是劳心劳力、步履维艰的。

家庭治疗师需要对家庭共情，理解父母的不易，理解他们的困境和挣扎，理解他们的付出和辛劳。但是，一味地共情，相当于打麻药，只是让父母表达委屈，并不能帮助父母有效管理未成年的孩子。

家庭治疗师需要像面镜子，照出家人之间的互动模式，从而帮助家庭摆脱无效的互动。而这个无效的互动模式，可能恰恰是导致心理疾病迁延不愈的因素。

比如，父母为了让孩子回学校，会威逼利诱、痛哭哀求。父母用尽招数，为何还是不成功？为何孩子不为所动？而父母发现不成功，为何还是如此反复，而没有能力发展新的战术呢？

如果父母没有做好心理准备，不能接受自己在家庭治疗师这里镜映出来的互动模式，那么其结果是他们要么觉得无关紧要，小题大做，要么感觉恼火、羞耻、无力，因而有可能不愿意与家庭治疗师继续工作下去，甚至会不辞而别。

我们分析了临床上不成功的家庭，发现他们共同的特点就是不信任。这个不信任不仅是医患之间的不信任，也是家庭成员之间的不信任，比如夫妻之间、亲子之间的不信任。

家庭治疗师是帮助父母有效管理未成年孩子的，父母丧失管理孩子的权威，常见的原因有：

第一，夫妻婚姻不和睦，无法合作；

第二，父母一方或双方有心理创伤，或者有严重的情绪障碍，影响整个家庭的氛围和互动；

第三，父母与各自原生家庭纠缠，影响了小家庭的日常生活。

因此，家庭治疗师需要了解家庭情况，探讨家庭成员的人际关系和互动模式，帮助父母获得新的互动，激励家庭成员一起努力解决问题。

需要注意的是，家庭治疗师并不提供解决方法，而是协助家庭探讨新的替代方法，并且实施。临床研究表明：相信和配合心理治疗的父母，一般会获得满意的收获。

36　妈妈二十岁，我都三十多岁了

"两次吞药自杀，送去洗胃。"听到这样的病史介绍，我简直不敢相信。面前漂漂亮亮的小女孩正处在如花般的年纪，发生了什么，小小年纪却非要寻死觅活？妈妈说孩子是赌气。女儿连连否认："我是真的想死！"

自杀，常见于当代年轻人，近年来，实施自杀者呈低龄化趋势。尤其是最近几个月连连听到小学生自杀的消息，让人不禁对小孩子的心理健康充满担忧。而父母通常情况下不认为孩子是真的求死。

比如这个家庭的母女，妈妈觉得孩子年纪小，不懂什么生死，吞药很可能是一时冲动，吓唬父母。可女儿说起自杀冲动和原因时却条理清晰：每次和妈妈吵架，就特别想死。

我很好奇："为什么吵架就寻死觅活？你这样做是想给谁看吗？"女儿的解释是：每次跟妈妈吵架，她都会大哭大闹，还用手挠她自己，连外婆都劝不好。

"妈妈哭闹，挠自己，和你想死，有什么关系呢？"我继续问道。

女儿虽然在解释，但已经有了情绪，似乎又回到了母女争执的场面："我听着就烦! 她哭完了,还是会骂我!"

"骂就骂了,你连死都不怕,还怕骂吗? 究竟骂你什么,你那么在意?"

女儿生气嘟着嘴,一副不愿说的样子:"我妈妈很变态,她总是骂我,还打我!"在这种情况下,父母通常会有些尴尬,毕竟孩子对着一个陌生人在讲一些家庭私事。

可是这个妈妈的表现很有意思,她一改上次会谈时的着急上火,从进门开始,就目不转睛地看着女儿,哪怕是跟我讲话的时候。

我问她为什么时刻看着女儿,妈妈不好意思地笑了笑,也没有给出直接的答案。这分明是一个爱女儿的妈妈。可是,妈妈那么爱女儿,母女为何老是争执吵闹,而且她还被扣了个"变态妈妈"的帽子呢?

做家庭治疗有点像探案,抽丝剥茧,顺藤摸瓜,要找出家庭成员言行背后的冲动、需求、情绪等。更重要的是,要看到他们的互动模式,因为互动模式是他们处理事情的格式化程序,反过来说,他们习惯性处理事情的方式,便构成了他们的互动模式。

这对母女身上体现了一个常见的家庭困境:为何父母爱孩子,结果却适得其反? 他们的争执吵闹背后,究竟是什么样的情形? 妈妈一个劲检讨:"我脾气不好,之前总是逼孩子学习,确实不应该。"

如果顺着妈妈的话谈下去,就可能认同妈妈的说法,似乎她真的没有能力做妈妈,那样的话,可能会让父母彻底丧失该有的权威,反而让孩子更加失控。因为,家庭治疗不是用来批评父母教育方式的。这个家庭究竟发生了什么,让妈妈无法行使家长的权威,无法顺利管理未成年的孩子,这是家庭治疗师首先要了解的。

我决定挑战女儿:"你说妈妈变态,可是我看你也很变态啊,你都不想活了,还说你是真的想死,为什么呢?"

女儿很干脆:"反正我不想看她哭!"

"这么说,你其实很在乎妈妈的情绪,对吗?"

女儿连连点头,她突然扭头对着妈妈,抓着妈妈的手让妈妈捂住耳朵:"你不要听。"然后,她扭过头对着我说:"妈妈跟我说,如果我死了,她也不活了,所以这就是我现在还没死的原因!"

"啊,这么说你是为了妈妈不死的,可是,为什么你跟妈妈吵架就想要死呢?"

女儿瞥了眼妈妈,看妈妈乖乖地继续捂着耳朵,又转过头对着我解释:"我想死是真的,我没有死,也是真的。"

真是奇怪,女儿的这些话,为什么不要妈妈听呢?

"你讲这些话的时候,为什么要妈妈捂住耳朵呢?"

女儿一字一句:"因为妈妈听了会哭,她哭起来很烦。"

女儿的这些话,其实说明她也时刻关注妈妈的情绪,并受妈妈情绪的影响。她会因为妈妈的恶劣情绪,而寻死觅活,可也不忍心看到妈妈伤心欲绝,又决定留命。这也在某种程度上解释了为什么父母那么爱孩子,结果事与愿违,孩子变得不听话,甚至寻死觅活。因为,父母自己的情绪不稳定,就很难行使管理孩子的职能。

当我问父母"你们管理孩子的经验是什么"时,女儿抢着回答:"他们没有经验!"看我一脸惊异,女儿扬扬得意地说:"我妈妈其实很小的,别看她是妈妈,但她就像一个二十岁刚刚进入社会的青年人,而我是混社会的老大,我比妈妈大,我都三十多岁了!"

父母管理孩子需要一定的权威,父母在未成年孩子面前也需要一定的地位和等级。可是,有时候因为各种状况,父母丧失了权威和地位,就会出现母子身份互换、等级颠倒的现象。

就像这个家庭,女儿宣称自己比妈妈大,她是家里的老虎,谁都管不了她。这样的话,就要了解究竟是谁,把女儿抬上了家中老虎的位置。

虽然父母说是全家人纵容的结果。可是,家庭治疗师往往不能认同家庭很快给出的答案。我不能继续谈纵容孩子这一话题,因为,如果和父母讨论纵容孩子的恶果,其实会在某种程度上继续损耗父母的权威,那样就等于暗中抬高了孩子的地位。

所以,和这对父母访谈,我们的焦点更多地放在他们实际面临的困难上:他们在教育孩子方面,如何丧失了管理的职能? 做点什么,可以改变这种局面?

需要注意的是:每对父母其实都有不同的困难,很难有一帆风顺的家庭生活,尤其是在教育孩子方面,每个家庭都会面临共同的问题,当然也会有他们自己独特的情况。家庭治疗就是帮家庭更好地行使父母的职能,探讨如何合作,可以将父母职能发挥得更好。

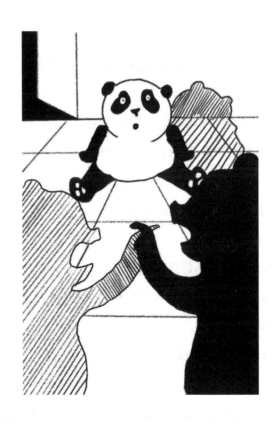

37　失踪的外卖

小同事最近有点着急上火,原来,她们订的外卖,明明外卖员说放到医院门口的架子上了,但是,怎么也找不到。

因为疫情防控的需要,外卖都集中定点放在医院门口,由人自行领取,从未发生过差错。最近,外卖却连连失踪,真是奇怪。

我在电梯口遇到了一个住院患者,是那个贪食症女孩。我简单地和她打个招呼后,女孩说:"我妈妈最近变化很大,温柔多了,她还想约你做家庭治疗,不知道你最近有没有时间?"

我很好奇:"为什么是你妈妈想做,你呢?"

女孩答非所问:"上海的医生说我是偏执型人格障碍,这里的医生也说我偏执,我确实冲动极端。"

听到一个人承认自己是偏执型人格障碍,直觉上就有一种很奇怪的感觉:这个想法是怎么来的。

女孩说:"我订的外卖、网购的快递多次丢失,我就去找医院保安投诉,投诉未果，一气之下，我就拿走别人的外卖。"

看我一脸惊讶，女孩又解释："我把它扔了，后来我也赔礼道歉，还赔偿失主了。"

这孩子，真的是……

等我再次见到母女，还是问了她们，为什么想到又约家庭治疗。

之所以问清来访原因，我有几个方面的考虑，首先是探知她们对治疗的想法和目的，有的放矢；其次是给访谈寻找路线，不至于盲人摸象。

在家庭治疗访谈中，道路有千万条。探究家庭的来访动机和来访原因是第一条。

从女孩的话里，我能听出母女的想法有明显的差异：妈妈想来做家庭治疗。

这是家庭治疗师必须努力探讨的方向：

妈妈为什么想来？

女儿的意见呢？

女儿同意妈妈的决定吗？

女儿为什么同意，为什么不同意？

女儿同意是出于什么样的目的，对访谈有什么期待吗？

当然，这只是家庭治疗师内心的地图。而在实际访谈中，即使按图索骥，也未必顺利，常常是步履维艰，因为每个家庭都可能千差万别，家庭成员也未必理解你的路线对他们的意义。

比如这个女儿就低头不语。

但妈妈很爽快地说："之前做了五次家庭治疗，我一直在思考你说的最多的那句话，你问我这样做有用吗？我反思了好多天，发现确实没有用。"

"什么没有用，你说清楚点。"

妈妈继续解释："以前女儿做了很多荒唐事，我实在受不了，那么聪明伶俐的孩子，怎么变成那样？为了刺激她，我就说了很恶毒的话，结果两个人关系很僵。你问我这样做有用吗,我发现没有用,所以这段时间,尤其是女儿拿人家外卖后,我一直反思,可能是我对她很偏执把她也影响了。"

妈妈的话让我出乎意料,因为这不像一个没有接受过教育的人说出的话。

之前的五次谈话中,妈妈表达最多的是:受不了女儿不听话,并且当自己不存在。

无论已经成年的女儿如何解释和抗议,妈妈仍然坚持己见。

而家庭关系的微妙之处恰恰也在这里:当两个人发生冲突,通常意味着双方都希望对方先改变。

两个人都这样想,就变成你不改,我也不改,那么局面就会僵持。

再小的问题,僵持的日子久了,也会拖成大问题。

更糟糕的是,一旦这个问题没有处理好,当发生其他事情的时候,这个问题也会被牵连——上次你竟然那样,凭什么我要……

所以说,双方有时候看似是为眼前的事情相持不下,其实恨的是前尘往事。

而前尘往事难以解决,也许是因为我们丧失了"时间感",无论眼前发生了什么,我们处理的都不是此时此地的事情,而是自动地穿越到多年前的往事中。

这样一来,我们就很难解决当下的问题,而是不断地纠结悠悠往事。

当家庭中一个成员陷入前尘往事,总是重现往事,要看另一方如何应对,是一起回顾,还是退避三舍。

这个妈妈很容易说起女儿的种种"荒唐往事",无论她是想表达无奈、委屈和伤心,还是想让人理解她的苦处。可对家庭治疗师来说,重要的是看女儿如何应对。

女儿怒不可遏,想让妈妈认错。

只是,孩子们往往不知,越是试图改变父母,越是和父母纠缠得越深。因为想让父母改变,是一个几乎不可能完成的任务。

希望越大,失望越大。何必坚持一件不可能的任务呢?

女儿却说:"看她这个样子我就生气,我故意气她,她越是不要我做的,我非要做给她看。"

而妈妈越无奈,往往越坚持己见。

这就是母女的纠缠模式。

我问女儿:"为什么妈妈骂你的话,你会那么在乎? 你也可以充耳不闻,做你自己的事情啊。"

女儿无奈地回答:"如果我不理她,她会永远骂下去,直到我有反应为止。"

这就是她们的舞蹈,独自抚养女儿的妈妈如果感觉寂寞孤独,就可能会需要女儿的陪伴。

看上去是妈妈恶言相向,其实很可能是妈妈想用这种方式获得女儿的关注。

可是,人很难好声好气地对待一个总是骂自己的人。如果对这些话信以为真,就可能总是想纠正对方,证明自己没有她说的那么糟糕。

如果是行为层面的积极回应,表现优异,倒也无妨,这也是父母期望的。

可是,很多孩子往往会愤怒、赌气,甚至表现出言语上的争斗、行为上的退缩,反而事与愿违。

在家庭治疗当中,我反复问父母:你这样做有用吗?

这样问是为了让父母反思,领悟到自己习惯性的方式已经不适合管教孩子,需要做出调整。

家庭的恩怨情仇,无论上演的是什么样的桥段,背后的剧本几乎都差不多。

这个家庭的剧本是:妈妈爱女儿,可是妈妈并没有意识到女儿已经长大,仍然用对待小宝宝的方式和女儿相处。

而女儿分明已经长大成人,会拒绝妈妈的过度保护,可是女儿并没有发展出独立生活的能力,反而用不断犯错的方式,让妈妈一次次地伸手提供帮助。

这样一来,就变成两个人纠缠不休。妈妈总是认为女儿不靠谱,没长大,而女儿坚持认为妈妈无端指责自己。

两个人就这样僵持。

好在,外卖无端失踪引发的后续事件,反而让妈妈清醒很多,开始思考自己的管教方式。

妈妈说:"这段时间我不像之前那样要么骂她,要么和她冷战,我们之间的关系也好了很多。"

女儿说:"我想好了,没必要天天跟妈妈纠缠,我要去找同学玩,不要听妈妈抱怨,这样就避免坏情绪的互相传染。"

奇妙的事情就这样发生了,当妈妈停止了抓狂的谩骂,女儿也不再暴食呕吐;当女儿不再纠正妈妈,妈妈也开始了新的思考。

也许我们的传统文化倡导家庭和睦,亲子融洽,可是现代社会恰恰要求父母和成年孩子各自管理好自己的情绪、言行,不要因为对方的影响而变得无所适从。

只是,让父母领悟到孩子已经长大,不再像幼年时那么依赖自己,并不是一件容易的事。因为成年的孩子将会与父母渐行渐远,也许做父母是很容易上瘾的,他们常常很难从心理层面接受孩子真的会远离自己。

同时,让孩子明白自己不再年幼,要承担成年人的责任和风险,也不是一句简单的口号。这其实需要孩子做很多的准备,其中一个重要的准备就是孩子需要与外界建立人际关系,适合的同伴会帮助孩子恰到好处地离开父母的港湾。

因此,当女儿说要重建朋友圈,去找同学玩,这真的是一个好的开始!

无论如何,外卖离奇失踪带来的治疗改变,也是一个好的开始!

图书在版编目(CIP)数据

躲进房间的孩子：一个家庭治疗师的诊疗笔记 / 葛
毅著 . --重庆：重庆大学出版社，2022.5
（鹿鸣心理 . 心理自助系列）
ISBN 978-7-5689-3201-1

Ⅰ.①躲… Ⅱ.①葛… Ⅲ.①儿童-心理疾病-诊疗
Ⅳ.① R395.2

中国版本图书馆 CIP 数据核字(2022)第 048644 号

躲进房间的孩子：一个家庭治疗师的诊疗笔记
DUOJIN FANGJIAN DE HAIZI: YIGE JIATING ZHILIAOSHI DE ZHENLIAO BIJI

葛　毅　著
王晋南　插图

鹿鸣心理策划人：王　斌
策划编辑：王　斌　敬　京
责任编辑：敬　京
责任校对：王　倩
责任印制：赵　晟

重庆大学出版社出版发行
出版人：饶帮华
社址：(401331)重庆市沙坪坝区大学城西路 21 号
网址：http://www.cqup.com.cn
印刷：重庆市正前方彩色印刷有限公司

开本：720mm×1020mm　1/16　印张：12.5　字数：172 千
2022 年 5 月第 1 版　　2022 年 5 月第 1 次印刷
ISBN 978-7-5689-3201-1　　定价：68.00 元